AVALIAÇÃO FUNCIONAL PULMONAR

Guia Prático

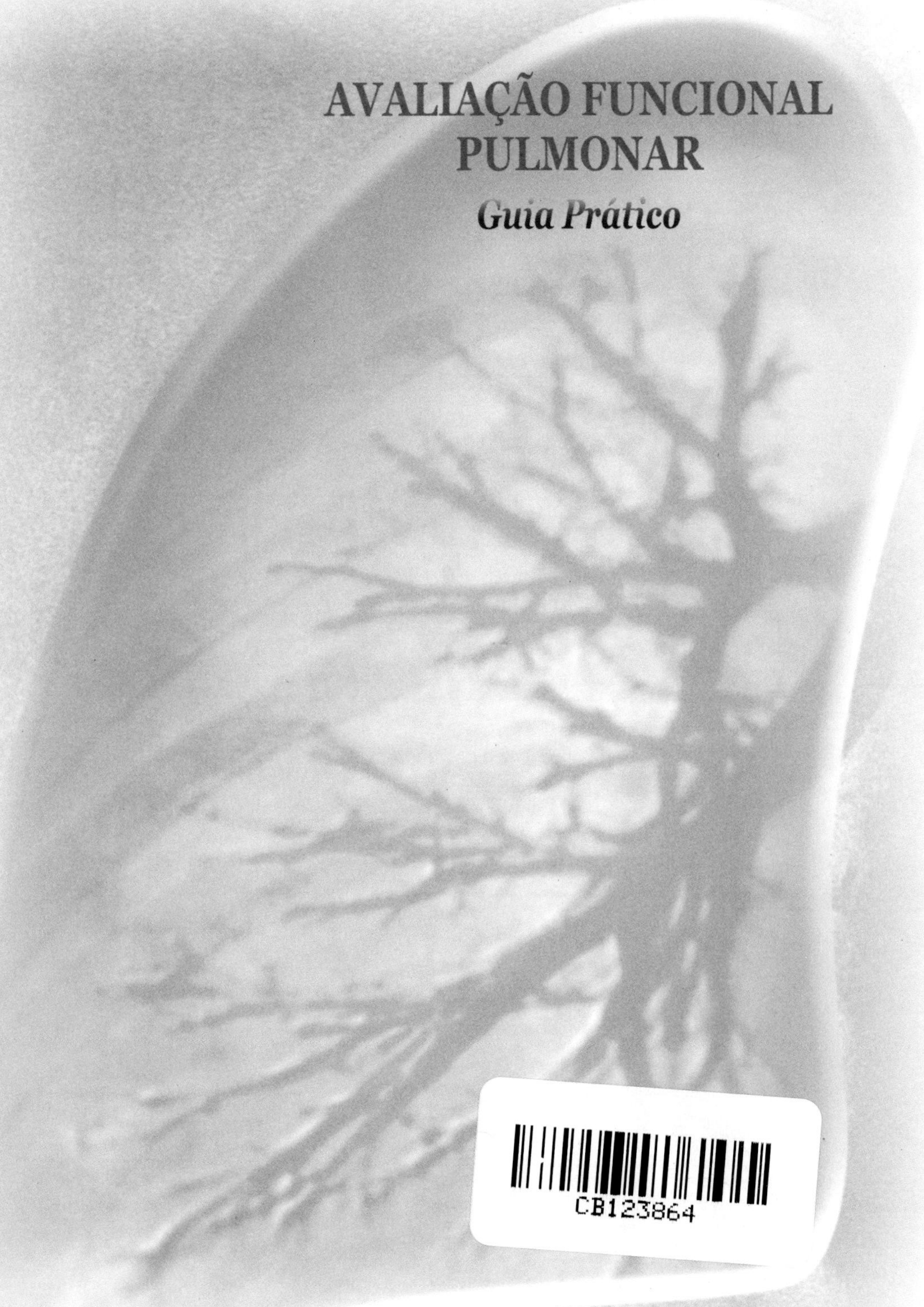

AVALIAÇÃO FUNCIONAL PULMONAR

Guia Prático

2ª Edição

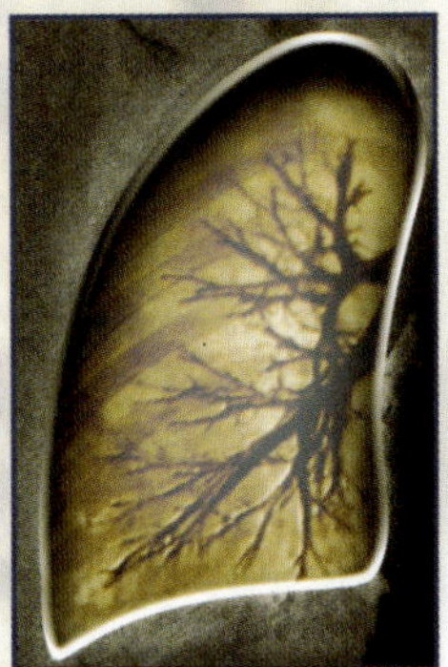

***Robert E. Hyatt*, M.D.**
Emeritus Member
Division of Pulmonary and Critical Care Medicine
and Internal Medicine
Mayo Clinic
Emeritus Professor of Medicine and of Physiology
Mayo Medical School
Rochester, Minnesota

***Paul D. Scanlon*, M.D.**
Consultant
Division of Pulmonary and Critical Care Medicine
and Internal Medicine
Mayo Clinic
Professor of Medicine
Mayo Medical School
Rochester, Minnesota

***Masao Nakamura*, M.D.**
Vice-Director
Keihai-Rosai Hospital
Fujihara-machi Sioyagun
Tochigi-ken, Japan

Revisão Técnica
Rogério Rufino
Professor Adjunto de Pneumologia da Faculdade de Ciências Médicas da
Universidade do Estado do Rio de Janeiro
Mestrado em Pneumologia pela Universidade Federal Fluminense
Doutorado em Pneumologia pela Universidade Federal do Rio de Janeiro
Pós-Doutorado no *National Heart and Lung Institute – Imperial College* – Londres

REVINTER

Avaliação Funcional Pulmonar – Guia Prático, Segunda Edição

ISBN 85-372-0018-2

Tradução:
MARIA DA GRAÇA FIGUEIRÓ DA SILVA TOLEDO
Fisioterapeuta, RS

Revisão Técnica:
ROGÉRIO RUFINO
Professor Adjunto de Pneumologia da Faculdade de Ciências Médicas da Universidade do Estado do Rio de Janeiro
Mestrado em Pneumologia pela Universidade Federal Fluminense
Doutorado em Pneumologia pela Universidade Federal do Rio de Janeiro
Pós-Doutorado no National Heart and Lung Institute – Imperial College – *Londres*

Nota: A medicina é uma ciência em constante evolução. À medida que novas pesquisas e experiências ampliam os nossos conhecimentos, são necessárias mudanças no tratamento clínico e medicamentoso. Os autores e o editor fizeram verificações junto a fontes que se acredita sejam confiáveis, em seus esforços para proporcionar informações acuradas e, em geral, de acordo com os padrões aceitos no momento da publicação. No entanto, em vista da possibilidade de erro humano ou mudanças nas ciências médicas, nem os autores e o editor nem qualquer outra parte envolvida na preparação ou publicação deste livro garantem que as instruções aqui contidas são, em todos os aspectos, precisas ou completas, e rejeitam toda a responsabilidade por qualquer erro ou omissão ou pelos resultados obtidos com o uso das prescrições aqui expressas. Incentivamos os leitores a confirmar as nossas indicações com outras fontes. Por exemplo e em particular, recomendamos que verifiquem as bulas em cada medicamento que planejam administrar para terem a certeza de que as informações contidas nesta obra são precisas e de que não tenham sido feitas mudanças na dose recomendada ou nas contra-indicações à administração. Esta recomendação é de particular importância em conjunto com medicações novas ou usadas com pouca freqüência.

Título original:
Interpretation of Pulmonary Function Tests – A Practical Guide, Second Edition

Livraria e Editora REVINTER Ltda.
Rua do Matoso, 170 – Tijuca
20270-131 – Rio de Janeiro – RJ
Tel.: (21) 2563-9700 – Fax: (21) 2563-9701
livraria@revinter.com.br – www.revinter.com.br

PREFÁCIO

A primeira edição de *Avaliação Funcional Pulmonar* foi bem recebida e satisfez o nosso objetivo de atrair um público amplo e variado de profissionais da saúde. Na segunda edição, adicionamos uma seção para expandir a nossa discussão de mecânica pulmonar. Enfatizamos os danos mecânicos enfrentados por pacientes com doença pulmonar obstrutiva e por aqueles com fibrose pulmonar. Três casos foram adicionados, cujos testes especiais de mecânica pulmonar são informativos.

Os casos ilustrativos foram muito populares na primeira edição. Adicionamos casos que demonstram a insuficiência cardíaca congestiva imitando fibrose pulmonar, a importância de reconhecer a pseudo-asma, a importância de cronometrar a broncoprovocação à metacolina, a utilidade de medir o declive da curva de fluxo-volume, um bócio interferindo com o fluxo inspiratório e vários outros. Também incluímos alguns exemplos nos quais as análises tendenciais de testes de função pulmonar periódicos foram úteis.

A seção sobre hiper-responsividade brônquica foi expandida para cobrir a broncoprovocação de dose múltipla. O volume expiratório forçado em 6 segundos (VEF_6) é introduzido como um sub-rogado para a capacidade vital forçada em doença pulmonar obstrutiva. Adicionamos valores prognosticados normais para o teste de caminhada de 6 minutos. Dados recentes do *Lung Health Study*, sobre o efeito do ganho de peso na capacidade vital forçada e no volume expiratório forçado no 1º segundo, foram incluídos na seção de obesidade.

Robert E. Hyatt, M.D.
Paul D. Scanlon, M.D.
Masao Nakamura, M.D.

AGRADECIMENTOS

Agradecemos à Patricia A. Muldrow por digitar este livro. Apreciamos a assistência da *Division of Media Support Services* e de Kathryn J. Dolan do *Legal Department.* Sem a ajuda de LeAnn Stee, Jane M. Craig, Kenna Atherton e Roberta Schwartz, da *Section of Scientific Publications,* este livro não teria sido realizado.

Lista de Abreviações

(A-a) DO_2 — diferença entre as tensões de oxigênio do gás alveolar e do sangue arterial

CaO_2 — capacidade arterial de carregar oxigênio

Ccw — complacência da parede torácica

CP — complacência pulmonar

CP_{dm} — complacência pulmonar dinâmica

CP_{estat} — complacência pulmonar estática

CPT — capacidade pulmonar total

CRF — capacidade residual funcional

Crs — complacência estática de todo o sistema respiratório

CV — capacidade vital

CVF — capacidade vital forçada

CVL — capacidade vital lenta

DL — capacidade de difusão dos pulmões

DL_{CO} — capacidade de difusão de monóxido de carbono

DLO_2 — capacidade de difusão de oxigênio

DPOC — doença pulmonar obstrutiva crônica

FEF_{25} — fluxo expiratório forçado após 25% de a CVF ter sido expirada

FEF_{25-75} — fluxo expiratório forçado sobre os 50% médios da CVF

FEF_{50} — fluxo expiratório forçado após 50% de a CVF ter sido expirada

FEF_{75}	fluxo expiratório forçado após 75% de a CVF ter sido expirada
FIF_{50}	fluxo inspiratório forçado após 50% de a capacidade vital ter sido inalada
FIM	fluxo inspiratório máximo
FIO_2	fração do oxigênio inspirado
FV	fluxo-volume
Hb	hemoglobina
HbCO	carboxiemoglobina
IMC	índice de massa corporal
MetHb	metemoglobina
$PaCO_2$	tensão do dióxido de carbono arterial
Palv	pressão alveolar
PaO	pressão na boca
PaO_2	tensão do oxigênio arterial
Patm	pressão atmosférica
PB	pressão barométrica
PCO_2	pressão parcial do dióxido de carbono
PCPT	pressão de recolhimento pulmonar na CPT
PEmáx	pressão expiratória máxima
PFE	pico de fluxo expiratório
PImáx	pressão inspiratória máxima
PO_2	pressão parcial de oxigênio
Ppl	pressão pleural
P_{plet}	pressão na pletismografia
Pst	pressão de recolhimento elástico estático pulmonar
Ptr	pressão dentro da traquéia
$P\bar{v}O_2$	tensão de oxigênio venoso misto
$\dot{Q}$	perfusão
R	resistência
REFM	(curva da) retração estática do fluxo máximo
Rpulm	resistência pulmonar
RV	reserva ventilatória
Rva	resistência das vias aéreas
SAD	(*small airway disease* = doença das pequenas vias aéreas)
$SBDL_{CO}$	método de respiração simples para estimar a DL_{CO}

SBN_2	teste de nitrogênio com respiração única
$\dot{V}$	ventilação
$\dot{V}_A$	ventilação alveolar
VA	volume alveolar
$\dot{V}CO_2$	produção de dióxido de carbono
VD	volume de espaço morto
$\dot{V}E$	ventilação medida na boca
VEF_1	volume expiratório forçado no 1° segundo
VEF_1/CVF	razão do VEF_1 para a CVF
VEF_6	volume expiratório forçado em 6 segundos
$\dot{V}$máx	fluxo expiratório máximo
$\dot{V}O_2$	consumo de oxigênio
$\dot{V}O_{2máx}$	consumo máximo de oxigênio
$\dot{V}/\dot{Q}$	perfusão-ventilação
VR	volume residual
VRE	volume de reserva expiratória
VT	volume tidal
VVM	ventilação voluntária máxima

Sumário

AVALIAÇÃO FUNCIONAL PULMONAR

Guia Prático

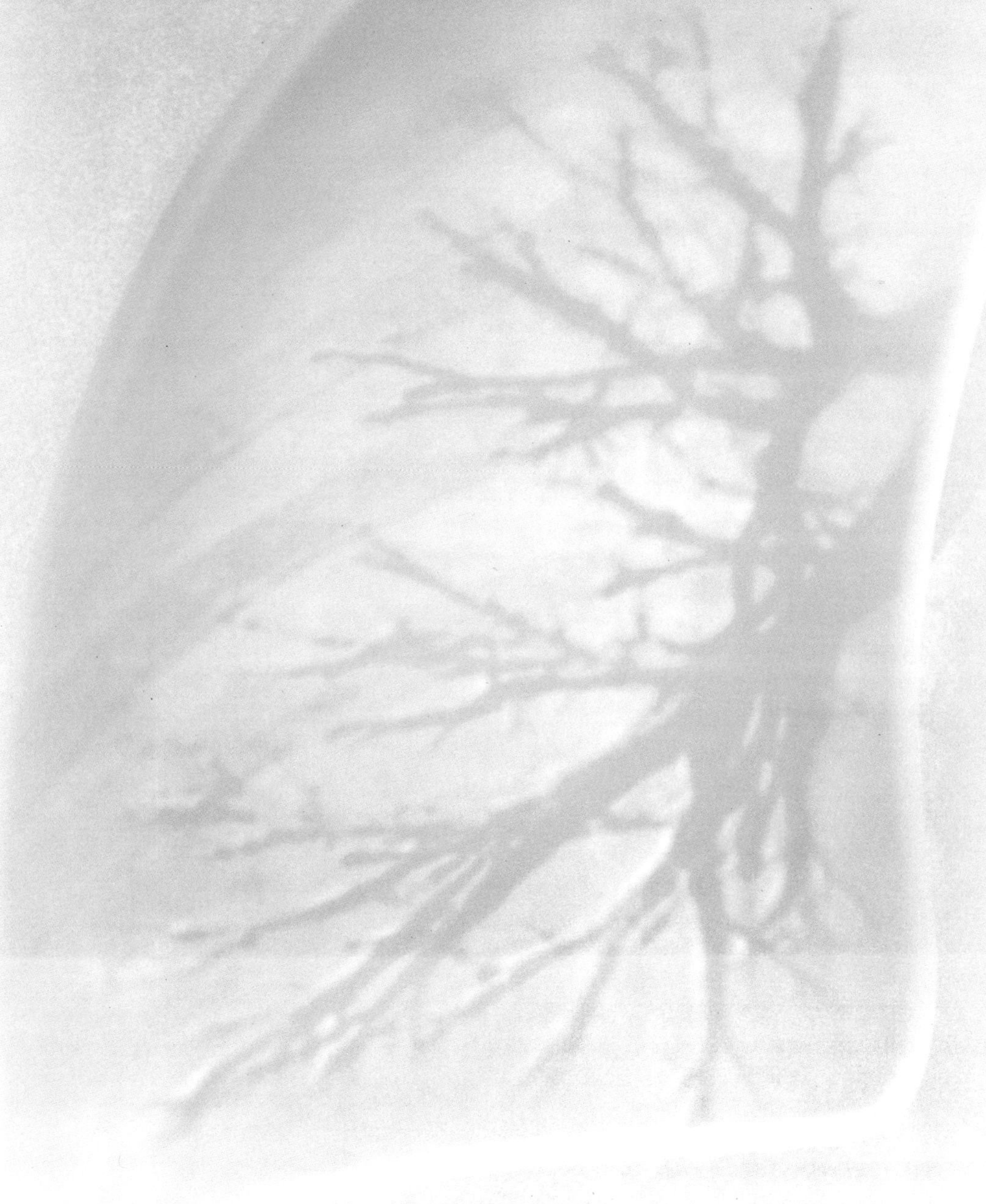

1

INTRODUÇÃO

Os testes de função pulmonar são amplamente subutilizados, ainda que eles possam fornecer informação clínica importante. Eles são designados para identificar e quantificar defeitos e anormalidades na função do sistema respiratório e para responder questões como as seguintes: Quais as alterações da função pulmonar do paciente? Obstrução das vias aéreas está presente? Ela é grave? Ela responde aos broncodilatadores? O paciente piorou a troca de gases? Há piora de difusão de oxigênio dos alvéolos para o sangue capilar pulmonar? O tratamento está ajudando o paciente? O risco cirúrgico é grande?

Os testes de função pulmonar também podem responder a outras questões clínicas: A dispnéia do paciente é devida à disfunção cardíaca ou pulmonar? O paciente com tosse crônica é portador de asma oculta? A obesidade está piorando a função pulmonar do paciente? A dispnéia do paciente é devida à fraqueza dos músculos respiratórios?

Contudo, não se pode esperar que os testes sozinhos levem a um diagnóstico clínico de, por exemplo, fibrose ou enfisema pulmonar. Os resultados dos testes devem ser avaliados considerando-se a anamnese; exame físico; radiografia de tórax; exame de tomografia computadorizada, se disponível, e achados laboratoriais pertinentes. Apesar disso, alguns padrões de teste sugerem fortemente a presença de determinadas condições, como fibrose pulmonar. Da mesma forma, a alça de fluxo-volume associada a lesões da traquéia e das vias aéreas superiores é muitas vezes tão característica de quase diagnóstico da presença de tal lesão (Capítulo 2).

Como com qualquer procedimento, os testes de função pulmonar têm falhas. Há alguma variabilidade nos valores ditos normais de vários testes. Em alguns estudos, a variabilidade é, em parte, devida a misturar fumantes assintomáticos com não-fumantes em uma população "normal". Alguma variabilidade também é vista no modo como os testes são realizados entre os laboratórios, no equipamento usado e nos resultados calculados.

Esse texto afirma que os testes são realizados com precisão e ele se concentra na sua importância clínica. Essa abordagem não é para depreciar a importância do técnico em obter dados precisos. Procedimentos como eletrocardiografia requerem relativamente pouco treinamento técnico, especialmente com o novo equipamento que pode detectar erros tais como a colocação errada dos eletrodos. E, é claro, tudo o que o paciente precisa fazer é ficar quieto. Marcante diferença é encontrada no treinamento considerável necessário antes que um técnico em função pulmonar torne-se "perito". Por exemplo, na espirometria, o paciente deve ser estimulado a aplicar esforço máximo, e o técnico deve aprender a detectar esforço submáximo. O paciente é um participante muito ativo em vários testes que são discutidos aqui. Muitos desses testes têm sido comparados a um evento atlético – uma analogia apropriada. Na nossa experiência, levam-se várias semanas de treinamento intenso antes que um técnico torne-se perito em administrar testes comuns como a espirometria. Se possível, a pessoa que interpreta os testes deve fazer previamente um teste de função pulmonar. Experimentar os testes é a melhor forma de avaliar os desafios enfrentados quando se administra o teste para pacientes, muitas vezes amedrontados.

Contudo, o principal problema com os testes de função pulmonar é que eles não são solicitados com a devida freqüência. Levantamentos da população geralmente documentam em 5 a 20% dos indivíduos estudados alguma anormalidade na função respiratória. A doença pulmonar obstrutiva crônica (DPOC) é, no momento, a quarta principal causa de morte nos Estados Unidos. Ela causa mais de 100.000 mortes por ano. Atualmente estima-se que 16 milhões de pessoas nos Estados Unidos tenham DPOC. Muitas vezes a condição não é diagnosticada até que a doença esteja bem avançada. Se queremos fazer impacto na DPOC, é necessário detectar cedo. A Figura 1-1 mostra a progressão de um caso típico de DPOC. Até lá, a dispnéia ocorre moderadamente avançada na obstrução das vias aéreas. Observada de maneira diferente, a espirometria pode detectar a obstrução das vias aéreas em DPOC cinco a dez anos antes de a dispnéia ocorrer.

Apesar disso, poucos médicos solicitam testes de função pulmonar rotineiramente para seus pacientes fumantes ou para pacientes com dispnéia leve a moderada. Contudo, para pacientes com dispnéia, devem-se verificar outras causas como a pressão arterial e se foram realizadas a radiografia de tórax e o eletrocardiograma. Vimos pacientes que tinham feito angiografia coronária antes que a espirometria simples identificasse a verdadeira causa da dispnéia deste paciente.

Por que são feitos tão poucos testes de função pulmonar? Temos a impressão de que muitos médicos não se sentem à vontade para interpretar

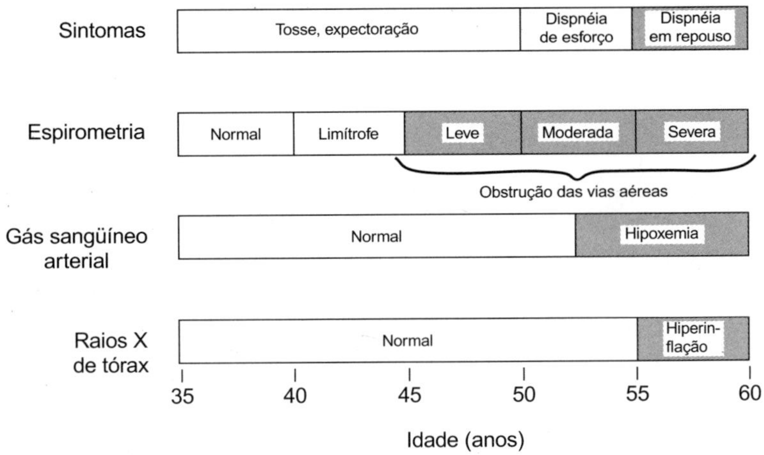

FIG. 1-1. Progressão típica dos sintomas de doença pulmonar obstrutiva crônica (DPOC). Somente a espirometria permite a detecção de DPOC anos antes de o encurtamento da respiração se desenvolver. (De PL Enright, RE Hyatt [eds]: *Office Spirometry: A Practical Guide to the Selection and Use of Spirometers.* Philadelphia: Lea & Febiger, 1987. Com permissão de Mayo Foundation.)

esses testes. Eles não estão seguros do que os testes medem ou o que eles significam, e por isso os testes não são solicitados. Infelizmente, muito pouco tempo é dedicado a esse assunto na escola de medicina e na residência. Além disso é difícil determinar o valor clínico (prático) dos testes de função pulmonar dos de função atrial disponíveis para a fisiologia pulmonar e para a função pulmonar.

O único propósito e justificativa para esse texto é tornar esses testes convenientes para o usuário. Nosso objetivo é determinar a utilidade clínica básica dos testes mais comuns que também são os mais importantes. Procedimentos interessantes, mas mais complexos, que têm um papel clínico menos importante, são deixados para os textos fisiológicos-padrão.

2

ESPIROMETRIA – VOLUMES PULMONARES DINÂMICOS

A espirometria é usada para medir o índice no qual o pulmão altera o volume durante as manobras de respiração forçada. O procedimento do teste mais comumente realizado usa a manobra de capacidade vital forçada expiratória (CVF), na qual o paciente inspira maximamente e depois expira o mais rápida e completamente possível. De todos os testes considerados nesse livro, o teste de CVF é o mais importante. Em geral ele fornece a maior parte da informação que deve ser obtida no teste de função pulmonar. Cabe ao leitor ter uma compreensão completa desse procedimento.

2A. ESPIROGRAMAS E CURVA FLUXO-VOLUME

Os dois métodos de registrar o teste de CVF são mostrados na Figura 2-1. Na Figura 2-1*A*, o paciente assopra em um espirômetro que registra o volume expirado, que é representado graficamente como uma função de tempo, a linha sólida. Esse é o espirograma clássico mostrando o curso de tempo de uma CVF 4-L. Duas das medidas mais comuns feitas a partir dessa curva são o volume expiratório forçado no primeiro segundo (VEF_1) e a taxa média de fluxo expiratório forçado sobre a média de 50% da CVF (FEF_{25-75}). Essas são discutidas mais adiante nesse capítulo.

O teste de CVF também pode ser representado graficamente como uma curva fluxo-volume (FV), como na Figura 2-1*B*. O paciente expira novamente com força dentro do espirômetro através de um fluxômetro que mede a

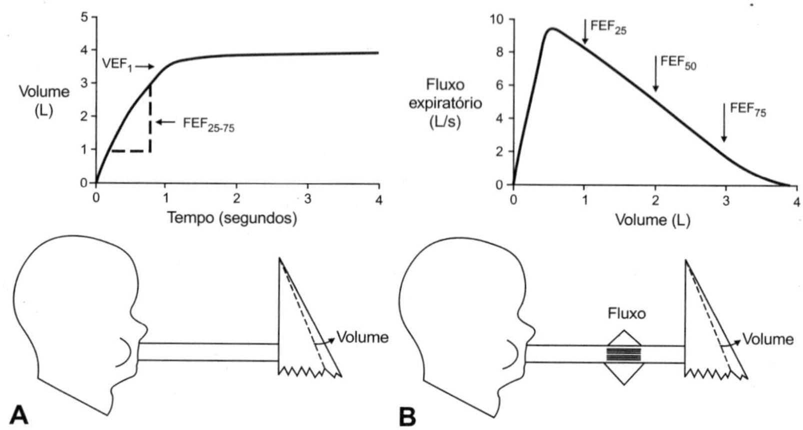

FIG. 2-1. As duas maneiras de registrar a manobra de capacidade vital forçada (CVF). **A.** Volume registrado como uma função de tempo, o espirograma. VEF_1, volume expiratório forçado no primeiro segundo; $FEF_{25\text{-}75}$, fluxo expiratório forçado sobre os 50% da CVF. **B.** Fluxo registrado como uma função de volume expirado, a curva fluxo-volume. $FEF_{25(50,75)}$, fluxo expiratório forçado após 25% (50%, 75%) de a CVF ter sido expirada.

taxa de fluxo (em litros por segundo) na qual o paciente expira. O volume e a rapidez na qual o volume é expirado (fluxo em litros por segundo) são representados graficamente como a curva de FV. Várias das medidas comuns feitas a partir dessa curva são discutidas mais adiante nesse capítulo.

As duas curvas refletem a mesma informação, e um computador pode facilmente representar graficamente ambas as curvas com o paciente expirando através de um fluxômetro ou de um gravador de volume. A integração de fluxo fornece volume, que, sucessivamente, pode ser representado graficamente como uma função de tempo, e todas as medidas mostradas na Figura 2-1 também são prontamente computadas. Inversamente, o sinal de volume pode ser diferenciado com relação ao tempo para determinar o fluxo. Na nossa experiência, *a representação FV (Fig. 2-1B) é a mais fácil de interpretar e a mais informativa.* Portanto, utilizaremos essa representação quase exclusivamente.

Cuidado: é extremamente importante que o paciente seja instruído e treinado para realizar o teste adequadamente. A expiração deve ser após uma inalação máxima, iniciada o mais rapidamente possível e continuada com esforço máximo até não ser mais expelido ar. Esforços "bons" e "ruins" são mostrados mais adiante na Figura 2-6.

2B. VALOR DO TESTE DE CAPACIDADE VITAL FORÇADA EXPIRATÓRIA

O teste de CVF é o teste de função pulmonar mais importante pela seguinte razão: em qualquer indivíduo no ato da expiração, há um limite único para o fluxo máximo que pode ser alcançado em qualquer volume pulmonar. Esse limite é alcançado com esforços expiratórios moderados e aumentando a força usada durante a expiração não se aumenta o fluxo. Considere na Figura 2-1*B* a curva máxima de FV obtida de um paciente normal durante o teste de CVF. Uma vez que o fluxo máximo tenha sido atingido, o resto da curva define o fluxo máximo que pode ser atingido em qualquer volume pulmonar. Assim, no FEF, após 50% da capacidade vital ter sido expirada (FEF_{50}), o paciente não pode exceder um fluxo de 5,2 L/s independente do esforço com que ele tenta. Observe que o fluxo máximo que pode ser atingido diminui de uma maneira ordenada à medida que mais ar é expirado (isto é, com a diminuição do volume pulmonar) até o volume residual (4 L) quando cessa o volume de ar expirado. O teste de CVF é tão poderoso porque há um limite para o fluxo expiratório máximo em todos os volumes pulmonares depois que 10 a 15% de CVF tenha sido expirado. Cada indivíduo tem uma única curva de VF expiratória máxima. Como essa curva define um limite para o fluxo, ela é altamente reproduzível em um determinado paciente. Mais importante, o fluxo máximo é muito sensível às doenças mais comuns que afetam o pulmão.

A física e a aerodinâmica que causam esse comportamento de limitação de fluxo não são explicadas aqui, mas considere o modelo pulmonar simples na Figura 2-2. Um pulmão (a) está contido em um tórax (b) cujo volume pode ser modificado pelo êmbolo (c). O ar do pulmão sai do tórax através da traquéia (d). O pulmão tem elasticidade, representada pelas espirais (e) e essa elasticidade é a força principal que expulsa o ar do pulmão. A elasticidade também desempenha um papel principal em manter os brônquios complacentes (f) abertos.

A Figura 2-2*A* mostra o pulmão em inflação completa antes de uma expiração forçada. A Figura 22*B* mostra o pulmão durante uma expiração forçada. À medida que o volume diminui, a compressão dinâmica das vias aéreas produz um estreitamento crítico que se desenvolve na traquéia e produz limitação de fluxo. À medida que a expiração continua e o volume pulmonar diminui ainda mais, o estreitamento migra distalmente em direção aos brônquios principais e adiante. Três características do modelo determinam o fluxo expiratório máximo do pulmão em qualquer volume pulmonar dado: *elasticidade pulmonar* (e), que dirige o fluxo e mantém as vias aéreas abertas; *tamanho* das vias aéreas (f); e *resistência* ao fluxo ao longo dessas vias aéreas.

O grande valor do teste de CVF é que ele é muito sensível às doenças que alteram as propriedades mecânicas do pulmão:

1. No enfisema, o tecido pulmonar é perdido (alvéolos são destruídos) e a elasticidade é diminuída. As vias aéreas são estreitadas, a resistência do

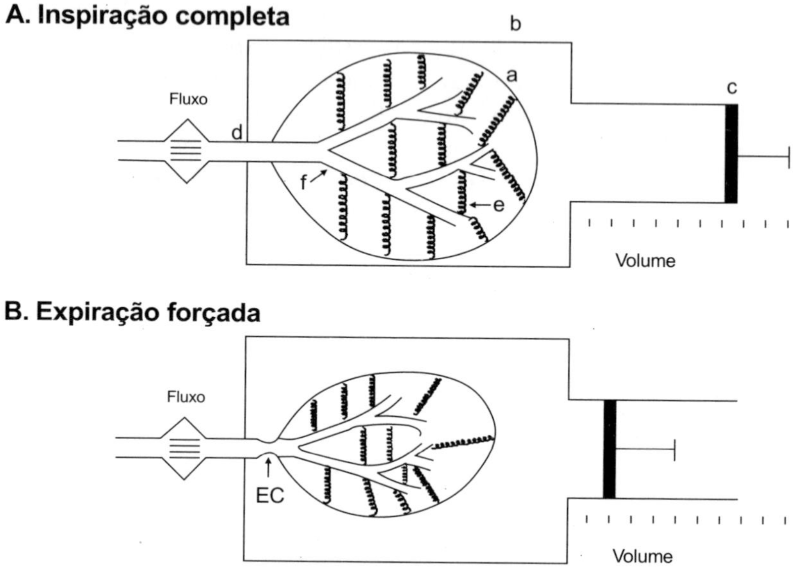

FIG. 2-2. Modelo pulmonar simples em inflação completa (**A**) e durante uma deflação forçada (**B**). O pulmão (a) está contido em um tórax (b) cujo volume pode ser trocado pelo pistão (c). O ar sai do pulmão através da traquéia (d). O pulmão tem elasticidade (e) que dirige o fluxo e desempenha um papel em manter os brônquios complacentes (f) abertos. O estreitamento crítico (EC) ocorre durante a manobra de CVF.

fluxo é aumentada e ambas as características levam à diminuição do fluxo máximo.

2. Na bronquite crônica, tanto o espessamento da mucosa quanto as secreções espessas nas vias aéreas levam ao estreitamento das vias aéreas, resistência aumentada do fluxo e fluxo máximo diminuído.
3. Na asma, as vias aéreas são estreitadas como resultado de broncoconstrição e da inflamação da mucosa e do edema. Esse estreitamento aumenta a resistência e diminui o fluxo máximo.
4. Na fibrose pulmonar, a elasticidade tecidual aumentada pode distender as vias aéreas e aumentar o fluxo máximo, mesmo que o volume pulmonar seja reduzido.

2C. VALORES NORMAIS

Existem tabelas e equações que são usadas para predizer os valores normais das medidas que serão discutidos. Os melhores valores têm sido obtidos de pessoas normais, não-fumantes. As variáveis de prognóstico importantes são o tamanho, o sexo e a idade do paciente. Determinadas raças, afro-americanos e asiáticos, por exemplo, requerem valores específicos da raça. O tamanho é mais bem estimado com a altura corporal. Quanto mais alto o paciente, maior o pulmão e suas vias aéreas e, dessa forma, os fluxos máximos são mais altos. As mulheres têm pulmões menores que os homens da mesma altura. Com a idade, a elasticidade pulmonar é perdida e, dessa forma, as vias aéreas são menores, e os fluxos mais baixos. A variabilidade inerente em valores prognosticados normais deve ser mantida em mente (como na curva de estatística de distribuição normal em forma de sino). Quase nunca se sabe em qual ponto na distribuição normal um determinado paciente se situa. Por exemplo, a doença pulmonar pode-se desenvolver em pacientes com volumes e fluxos pulmonares inicialmente acima da média. Apesar de uma redução a partir de sua linha-base inicial, eles podem, ainda, ter valores dentro da variação normal de uma população.

DICA: a altura corporal não deve ser usada para estimar valores normais para um paciente com cifoescoliose. Por quê? Porque a altura diminuída nesse paciente levará à subavaliação grosseira do volume e dos fluxos pulmonares normais. Antes, a extensão do braço do paciente deve ser medida e usada em vez da altura nas equações de referência. Em um homem de 40 anos de idade com cifoescoliose, a capacidade vital é prognosticada 2,78 L se sua altura de 147 cm for usada, mas o valor correto esperado de 5,18 L é prognosticado se sua extensão do braço de 178 cm for usada – uma diferença de 54%. O mesmo princípio aplica-se aos prognósticos de fluxo.

2D. CAPACIDADE VITAL FORÇADA EXPIRATÓRIA

A CVF é o volume expirado durante o teste de CVF; na Figura 2-1 a CVF é 4,0 L. Muitas anormalidades podem causar uma diminuição na CVF.

DICA: para nosso conhecimento, apenas um distúrbio, a acromegalia, causa um *aumento* anormal na CVF. Os resultados de outros testes de função pulmonar são geralmente normais nessa condição. No entanto, pacientes com acromegalia estão em risco aumentado para desenvolvimento de apnéia do sono obstrutiva como um resultado de hipertrofia dos tecidos moles das vias aéreas superiores.

A Figura 2-3 apresenta uma abordagem lógica para considerar possíveis causas de uma diminuição na CVF:

1. O problema pode ser com o próprio *pulmão.* Pode ter havido um procedimento cirúrgico ressseccional ou áreas de colapso. Várias outras condi-

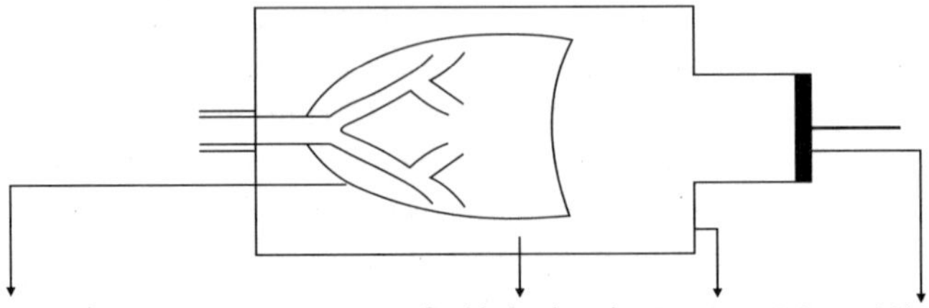

Pulmão	Cavidade pleural	Parede torácica	Músculo
Ressecção (lobectomia, pneumonectomia)	Efusão	Escleroderma	Doença neuromuscular
Atelectasia	Coração aumentado	Ascites	Pólio antiga
Pulmão rígido – por exemplo, fibrose	Tumor	Gravidez	Diafragma paralisado
ICC – vasos ingurgitados, edema		Obesidade	
Pleura espessada		Cifoescoliose	
Tumor		Imobilização devida a dor	
Obstrução das vias aéreas – asma, bronquite crônica			
Enfisema			

FIG. 2-3. Várias condições que podem restringir a CVF. ICC, insuficiência cardíaca congestiva.

ções podem tornar o pulmão menos expansível, como fibrose, insuficiência cardíaca congestiva e pleura espessada. As doenças pulmonares obstrutivas podem reduzir a CVF limitando a deflação do pulmão (Fig. 2-3).

2. O problema pode ser na *cavidade pleural*, como um coração aumentado, fluido pleural ou um tumor invadindo o pulmão.
3. Uma outra possibilidade é a restrição da *parede torácica*. O pulmão não pode inflar e desinflar normalmente se o movimento da parede torácica (que inclui seus componentes abdominais) for restrito.
4. Inflação e deflação do sistema requer função normal dos *músculos respiratórios*, principalmente o diafragma, os músculos intercostais e os músculos abdominais.

Se as quatro possibilidades listadas forem consideradas (pulmão, pleura, parede torácica, músculos), a(s) causa(s) de CVF diminuída é(são) geralmente determinada(s). É claro, combinações de condições ocorrem, tais como na falência cardíaca com dilatação, ingurgitamento dos vasos pulmonares e efusões pleurais. Deve-se lembrar que a CVF é uma capacidade vital expiratória reduzida rápida e maximamente. A capacidade vital pode ser maior quando mensurada em taxas de fluxo lentas; essa situação é discutida no Capítulo 3.

Dois termos são freqüentemente usados na interpretação de testes de função pulmonar. Um é o *defeito obstrutivo.* É doença pulmonar que causa uma diminuição no fluxo expiratório máximo de modo que o esvaziamento rápido dos pulmões não é possível; condições como enfisema, bronquite crônica e asma causam isso. Freqüentemente, uma diminuição associada na CVF ocorre. Um *defeito restritivo* significa que o volume pulmonar, nesse caso a CVF, é reduzido por qualquer um dos processos listados na Figura 2-3, *exceto* aqueles que causam obstrução.

Cuidado: em um processo restritivo, a capacidade pulmonar total será menor que a normal (Capítulo 3).

Anteriormente, no capítulo, observou-se que muitas alterações na mecânica pulmonar levam a fluxos expiratórios máximos diminuídos. Fluxos expiratórios baixos causados pela obstrução das vias aéreas são a marca de bronquite crônica, enfisema e asma. As medidas comumente obtidas para quantificar a obstrução expiratória são discutidas a seguir.

2E. VOLUME EXPIRATÓRIO FORÇADO NO PRIMEIRO SEGUNDO

O VEF_1 é a mensuração mais reproduzível, mais comumente obtida e possivelmente a mais útil. É o volume de ar expirado no primeiro segundo do teste de CVF. O valor normal depende do tamanho do paciente, da idade, do sexo e da raça, como acontece com a CVF. A Figura 2-4*A* e *B* mostra a CVF e o VEF_1 de dois pacientes normais; o paciente maior (*A*) tem CVF e VEF_1 maiores.

Quando as taxas de fluxo estão diminuídas por obstrução das vias aéreas, como no enfisema, o VEF_1 é diminuído por uma quantidade que reflete a gravidade da doença. A CVF também é geralmente reduzida, mas em escala menor. A Figura 2-4*C* mostra um grau de obstrução grave. O volume no primeiro segundo (VEF_1) é facilmente identificado diretamente a partir do espirograma. Uma marca de um segundo pode ser adicionada à curva de FV para identificar o VEF_1, como mostrado na figura. As condições comuns que produzem diminuição expiratória ou obstrução são bronquite crônica, enfisema e asma.

Na Figura 2-4*D*, o VEF_1 é reduzido por causa de um defeito restritivo, como fibrose pulmonar. Uma questão lógica é "Como posso dizer se o VEF_1 está reduzido como um resultado de obstrução das vias aéreas ou de um processo restritivo?" Essa questão é considerada mais adiante.

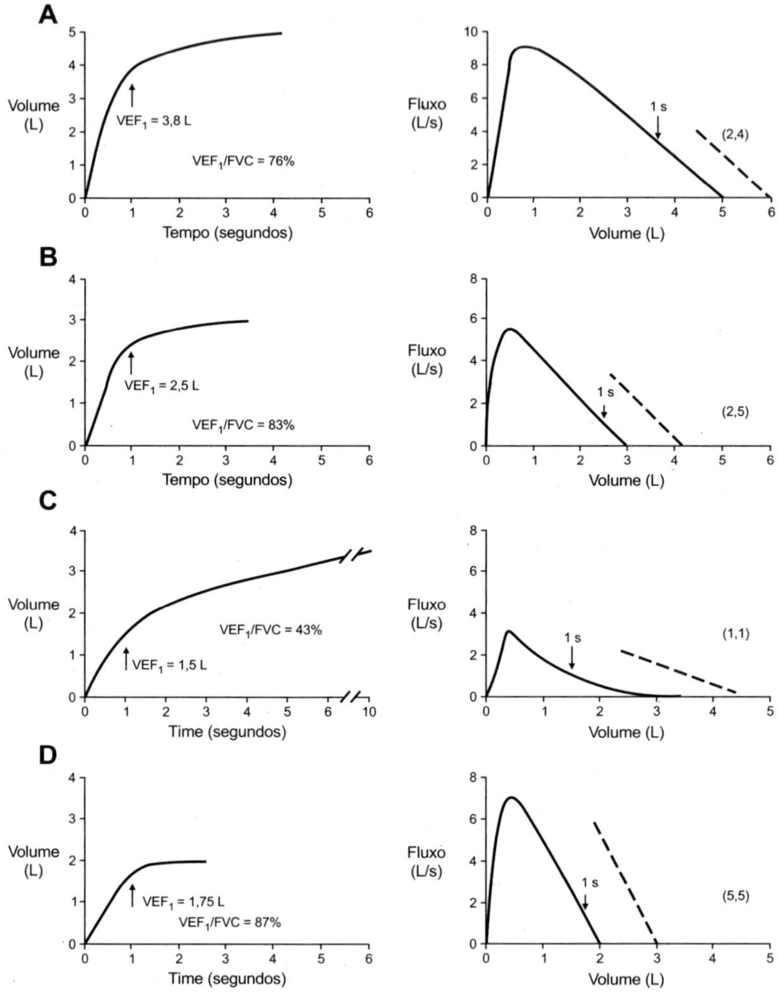

FIG. 2-4. Espirogramas típicos e curvas fluxo-volume durante expiração forçada. **A** e **B.** Pacientes normais de diferentes tamanhos. **C.** Curvas de um paciente com obstrução grave das vias aéreas. **D.** Curvas típicas de um processo restritivo pulmonar. As setas indicam o volume expiratório forçado no primeiro segundo (VEF_1). As relações VEF_1/CVF e as inclinações das curvas fluxo-volume (linhas tracejadas) também são mostradas.

2F. RELAÇÃO VEF_1/CVF

A relação VEF_1/CVF é em geral expressa como uma porcentagem. A quantidade expirada durante o primeiro segundo é uma fração razoavelmente constante da CVF, independente do tamanho do pulmão. No adulto normal, a relação varia de 75 a 85%, mas diminui um pouco com a idade. As crianças têm fluxos altos para seus tamanhos, e dessa forma suas relações são mais altas, até 90%.

A importância dessa relação é duplicada. Primeiro, ela ajuda a identificar rapidamente os pacientes com obstrução das vias aéreas cuja CVF esteja reduzida. Por exemplo, na Figura 2-4*C*, a VEF_1/CVF é muito baixa, em 43%, indicando que a CVF baixa é devida à obstrução das vias aéreas e não à restrição pulmonar. Segundo, a relação é válida para identificar a causa de um VEF_1 baixo. Na restrição pulmonar (sem qualquer obstrução associada), o VEF_1 e a CVF são diminuídos proporcionalmente; por isso a relação está na variação normal, como no caso de fibrose na Figura 2-4*D*, em que ela é 87%. De fato, em alguns casos de fibrose pulmonar, a relação pode aumentar ainda mais por causa da retração elástica aumentada desse pulmão.

Assim, com relação à questão de como determinar se a obstrução das vias aéreas ou se um processo restritivo estão causando um VEF_1 reduzido, a resposta é verificar a relação VEF_1/CVF. Um VEF_1 baixo com uma relação normal *geralmente* indica um processo restritivo, enquanto um VEF_1 baixo e uma relação diminuída significam um processo predominantemente obstrutivo.

Na doença pulmonar obstrutiva grave próximo do final de uma expiração forçada, os fluxos podem ser muito baixos, rudimentares e perceptíveis. A continuação da expiração forçada pode ser muito cansativa e desconfortável. Para evitar a fadiga do paciente, pode-se substituir o volume expirado em seis segundos, o VEF_6 pela CVF na relação acima.

DICA: observe a curva de FV. Se uma importante concavidade puder ser vista, como na Figura 2-4*C*, a obstrução está presente. Além disso, observe a inclinação da curva de FV, a modificação média no fluxo dividida pela modificação no volume. Em pacientes normais, isso é aproximadamente 2,5 L/s por litro. A variação normal é de aproximadamente 2,0 a 3,0. No caso de obstrução das vias aéreas (Fig. 2-4*C*), a inclinação média é mais baixa, 1,1. No paciente com fibrose (Fig. 2-4*D*), a inclinação é normal a aumentada, 5,5. *Toda* a curva precisa ser estudada.

Cuidado: lembre-se de que um VEF_1 baixo e uma relação VEF_1/CVF normal *geralmente* indicam restrição. Contudo, um subconjunto de pacientes com um VEF_1 baixo e relação VEF_1/CVF normal também tem uma capacidade pulmonar total normal, que descarta restrição importante. Isso é chamado de "limitação ventilatória não-específica" (páginas 37 e 38, incluindo a Fig. 3-8).

2G. OUTRAS MEDIDAS DE FLUXO EXPIRATÓRIO MÁXIMO

A Figura 2-5 mostra as outras medidas mais comuns de fluxo expiratório máximo; elas estão todas diminuídas na doença obstrutiva.

$FEF_{25\text{-}75}$ é a taxa de FEF sobre os 50% médios da CVF. Essa variável pode ser medida diretamente do espirograma. Um microprocessador é usado para obtê-la da curva de FV. Alguns pesquisadores consideram o $FEF_{25\text{-}75}$ mais sensível que o VEF_1 para detectar precocemente obstrução das vias aéreas, mas ela tem uma variação mais ampla de valores normais.

FEF_{50} é o fluxo após 50% de a CVF ter sido expirada e FEF_{75} é o fluxo após 75% de a CVF ter sido expirada.

O pico de fluxo expiratório máximo (PFE) ocorre logo após o início da expiração. Ele é registrado em litros por minuto ou em litros por segundo. O PFE, mais que as outras medidas, é muito dependente do esforço do paciente – o paciente deve inicialmente expirar o máximo possível para obter dados reprodutíveis. Contudo, com a prática, resultados reprodutíveis são obtidos. Aparelhos portáteis de preço acessível permitem que os pacientes meçam seu PFE em casa e dessa forma monitorem seu estado. Isso é particularmente válido para pacientes com asma.

Conforme mostrado na Figura 2-5, essas outras medidas, assim como com o VEF_1, podem ser reduzidas no caso de doença restritiva pura. Novamente, a curva de FV e a relação VEF_1/CVF devem ser consideradas.

2H. COMO ESTIMAR O ESFORÇO DO PACIENTE A PARTIR DA CURVA FLUXO-VOLUME

Embora esse texto não pretenda considerar a *performance* do teste (os resultados são precisos), o teste de CVF deve ser realizado corretamente. Em geral, o julgamento sobre a *performance* pode ser feito a partir da curva de FV. Ocasionalmente, curvas menores que o ideal podem ser devidas a um problema subjacente como fraqueza muscular.

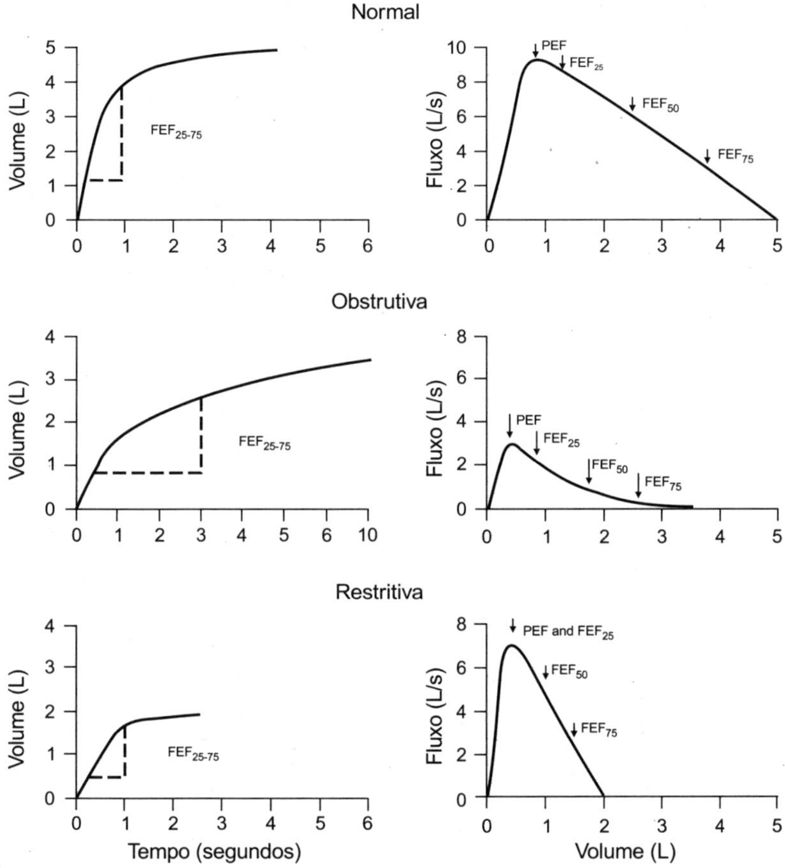

	FEF$_{25-75}$ (L/s)	PEF (L/s)	FEF$_{50}$ (L/s)	FEF$_{75}$ (L/s)
Normal	3,12	9,0	5,8	3,0
Obstrutiva	0,67	3,0	0,9	0,4
Restritiva	1,33	7,0	4,8	2,4

FIG. 2-5. Outras medidas de fluxo expiratório máximo em três condições típicas – normal, doença obstrutiva e doença restritiva pulmonar. A taxa de FEF sobre os 50% médios da CVF (FEF$_{25-75}$) é obtida medindo-se o volume expirado sobre a porção média das manobras de CVF e dividindo-o pelo tempo requerido para expirar esse volume. FEF$_{25}$, fluxo expiratório forçado – fluxo após 25% de a CVF ter sido expirada; FEF$_{50}$, fluxo após 50% de a CVF ter sido expirada; FEF$_{75}$, fluxo após 75% de a CVF ter sido expirada; FEM, fluxo expiratório máximo.

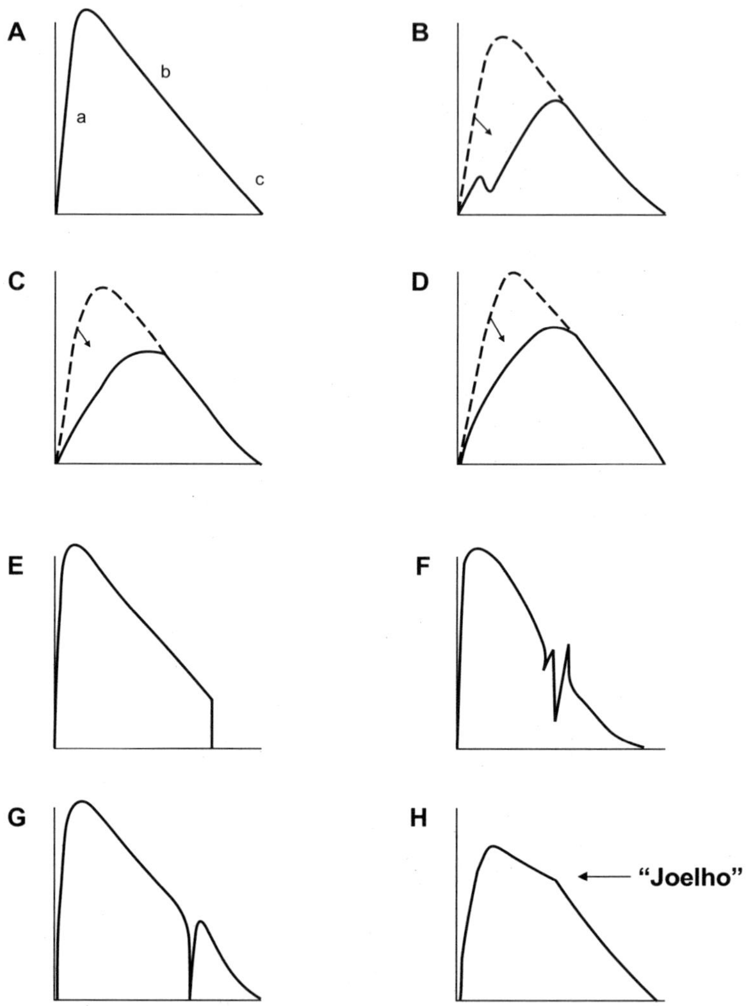

FIG. 2-6. Exemplos de manobras de CVF boas e inaceitáveis. **A.** Esforço excelente. A, ascensão rápida até o fluxo máximo; b, diminuição contínua no fluxo; c, terminação em 0 a 0,1 L/s de fluxo zero. **B.** Início hesitante torna a curva inaceitável. **C.** Paciente não exerceu esforço máximo no início da expiração; o teste precisa ser repetido. **D.** Essa curva quase sempre indica falha em exercer esforço máximo inicialmente, mas ocasionalmente, ela é reproduzível e válida, especialmente em mulheres jovens, não-fumantes. Isso é chamado de "curva arco-íris". Essa curva pode ser encontrada em crianças, pacientes com doença neuromuscular ou pacientes que realizam a manobra de maneira insatisfatória. Em **B, C** e **D** a linha tracejada indica a curva esperada; a *seta* indica a redução no fluxo causada por erro de *performance*. **E.** Curva mostra início bom, mas o paciente desiste muito cedo; o teste precisa ser repetido. Ocasionalmente, isso é reproduzível e essa curva pode ser normal para alguns não-fumantes jovens. **F.** Tossir durante o primeiro segundo diminuirá o VEF_1. A manobra deve ser repetida. **G.** Paciente para de expirar momentaneamente; o teste precisa ser repetido. **H.** Essa curva com um "joelho" é uma variante normal que muitas vezes é vista em não-fumantes, especialmente mulheres jovens.

Na Figura 2-6, um esforço excelente (*A*) é contrastado com aqueles que não são aceitos ou que requerem repetição do teste. As três características dos testes bem-realizados são que (1) a curva mostre uma ascensão rápida até o fluxo máximo (a); (2) a curva depois tem uma diminuição contínua levemente plana no fluxo (b); e (3) a curva termina em um fluxo dentro de 0 a 0,1 L/s de fluxo zero ou idealmente em fluxo zero (c). As outras curvas na Figura 2-6 não satisfazem nenhuma dessas características.

Um critério adicional importante é que as curvas devem ser reproduzíveis. Idealmente, duas curvas devem exibir as características anteriormente descritas e têm fluxos máximos dentro de 10% uma para a outra e volumes de CVF e VEF_1 dentro de 200 ml ou 5% uma para a outra. O técnico precisa trabalhar com o paciente para satisfazer esses critérios de reprodutibilidade. O médico deve examinar a curva selecionada para as características de contorno. Se os resultados não forem satisfatórios, o teste precisa ser repetido de modo que os dados reflitam verdadeiramente as propriedades mecânicas dos pulmões de um paciente.

2I. VENTILAÇÃO VOLUNTÁRIA MÁXIMA

O teste para ventilação voluntária máxima (VVM) é um evento atlético. O paciente é instruído a respirar o mais *profundo* e *rápido* possível por 10 a 15 segundos. O resultado é extrapolado a 60 segundos e registrado em litros por minuto. Pode haver um efeito de aprendizado importante com esse teste, mas um técnico habilitado pode muitas vezes evitar esse problema.

Uma VVM baixa pode ocorrer nas doenças obstrutiva, restritiva, neuromuscular, cardíaca, em um paciente que não tenta ou não entende ou em um paciente fraco. Assim, esse teste é muito não-específico e ainda se relaciona à capacidade de exercício de um paciente e à complacência da dispnéia. Ele também é útil para estimar a capacidade de o paciente resistir a determinados tipos de operação principal (Capítulo 10).

DICA: em um teste de VVM bem-realizado em um paciente normal, a VVM é aproximadamente igual ao $VEF_1 \times 40$. Se o VEF_1 é 3,0 L, a VVM deve ser de aproximadamente 120 L/min (40 × 3). Com base na nossa experiência e para sermos conservadores, ajustamos o limite inferior da VVM em $VEF_1 \times 30$. Por exemplo: O VEF_1 de um paciente é 2,5 L e a VVM é de 65 L/min. O produto de $VEF_1 \times 30$ é de 75 L/min e assim, a VVM de 65 L/min leva à suspeita de esforço fraco, entendimento fraco ou fadiga. Há duas causas patológicas importantes para que a VVM seja menor que o limite inferior previsto: Lesões obstrutivas das vias aéreas principais (seção 2K, página 19) e fraqueza do músculo respiratório (seção 9D, página 97).

Uma VVM excessiva/boa desse produto pode significar que o teste de VEF_1 foi realizado de maneira insuficiente. Contudo, esse produto estimado pode ser menos útil na doença obstrutiva avançada, quando a VVM do paciente às vezes excede àquele previsto a partir do VEF_1 (Caso 20, Capítulo 15, página 183).

DICA: algumas lesões das vias aéreas principais (página 22, Dica) fazem com que a VVM seja reduzida fora da proporção para o VEF_1. O mesmo resultado pode ocorrer em pacientes que tenham fraqueza muscular, como nas doenças neuromusculares (esclerose lateral amiotrófica, miastenia grave, polimiosite). Assim, todas essas condições precisam ser consideradas quando a VVM é reduzida fora da proporção para o VEF_1.

2J. FLUXOS INSPIRATÓRIOS MÁXIMOS

Com sistemas de espirômetros que medem os fluxos expiratórios e inspiratórios, o fluxo inspiratório máximo (FIM) pode ser medido. A abordagem usual é mostrada na Figura 2-7*A*. O paciente expira maximamente (o teste de CVF) e depois inala imediatamente o mais rápida e completamente possível, produzindo uma curva inspiratória. As curvas de FV inspiratória e expiratória

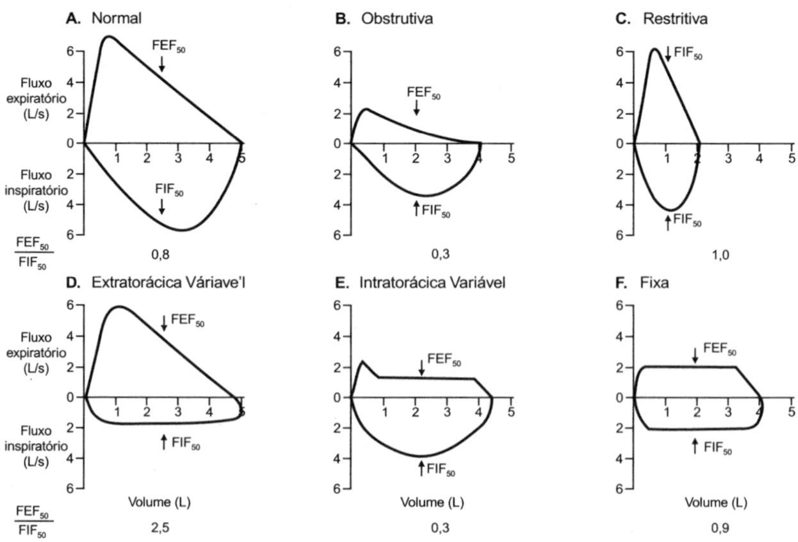

FIG. 2-7. Comparação de alças de fluxo-volume típicas (**A-C**) com as alças fluxo-volume clássicas em casos de lesões das vias aéreas principais (**D-F**). FEF_{50}, fluxo expiratório forçado após 50% de a CVF ter sido exalada; FIF_{50}, fluxo inspiratório forçado medido no mesmo volume que o FEF_{50}.

combinadas formam a *alça FV*. A resistência aumentada das vias aéreas diminui o fluxo expiratório máximo e o FIM. Entretanto, ao contrário da expiração, em que há um limite para o fluxo máximo, nenhum mecanismo como a compressão dinâmica limita o FIM. Dessa forma, ele é muito dependente do esforço.

Por essas razões, as medidas do FIM não são amplamente obtidas. Elas acrescentam pouco para a avaliação do paciente comum, que passa por testes de função pulmonar. O principal valor de testar o FIM é para detectar lesões das vias aéreas principais.

2K. LESÕES OBSTRUTIVAS DAS VIAS AÉREAS PRINCIPAIS

Lesões obstrutivas que envolvem as vias aéreas principais (carina até faringe oral) são relativamente raras. Quando presentes, contudo, elas podem muitas vezes ser detectadas por mudanças na alça de FV. Esse é um diagnóstico muito importante de se fazer.

A identificação dessas lesões a partir da alça de FV depende de duas características. Uma é o *comportamento* da lesão durante expiração e inspiração rápidas. A lesão estreita-se e diminui excessivamente o fluxo durante uma ou em outras fases da respiração? Se afirmativo, a lesão é categorizada como *variável*. Se a lesão for estreitada e diminuir o fluxo igualmente durante ambas as fases, a lesão é categorizada como *fixa*. A outra característica é a *localização* da lesão. Ela é *extratorácica* (acima da saída torácica) ou *intratorácica* (até e incluindo a carina, mas geralmente não-adiante)?

A Figura 2-7 ilustra alças de FV típicas em pacientes normais (Fig. 2-7*A*), vários estados de doença (Fig. 2-7*B* e *C*) e as três alças clássicas causadas por lesões das vias aéreas principais (Fig. 2-7*D-F*). Os fatores que determinam o contorno singular das curvas para lesões das vias aéreas principais podem ser apreciados, considerando-se a relação entre as pressões dentro e fora das vias aéreas durante essas manobras forçadas.

Durante a *expiração forçada*, a pressão dentro da traquéia intratorácica (Ptr) é menor que a pressão pleural adjacente (Ppl) e essa região das vias aéreas normalmente se estreita. Fora do tórax, a pressão das vias aéreas (Ptr) na traquéia extratorácica é mais alta que a pressão atmosférica adjacente (Patm) e a região tende a permanecer distendida. Durante a *inspiração forçada*, a Ptr na porção extratorácica é mais baixa que a pressão adjacente (isto é, Patm) e, portanto, essa região tende a se estreitar. Na traquéia intratorácica, a Ppl adjacente é mais negativa que a Ptr, que favorece a dilatação dessa região. Nas lesões *variáveis*, essas mudanças normais no tamanho das vias aéreas são muito exageradas.

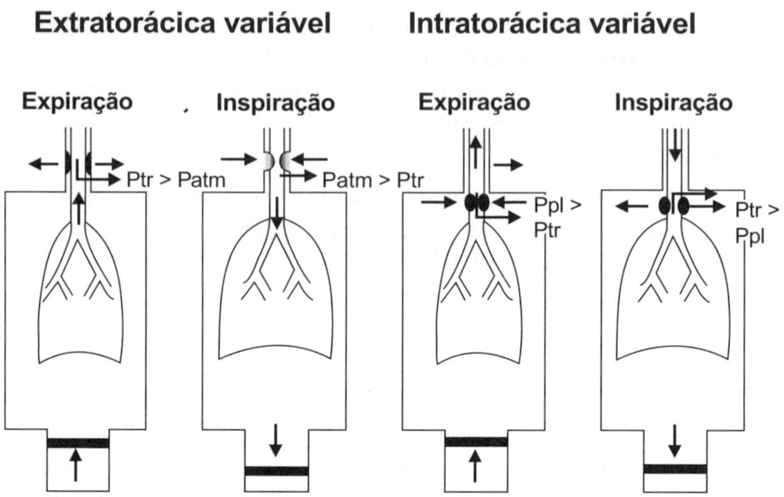

FIG. 2-8. Modelo explicando a fisiopatologia da lesão variável das vias aéreas principais. Patm é a pressão atmosférica que age sobre a traquéia extratorácica. Ppl, pressão na cavidade pleural que age sobre a traquéia intratorácica; Ptr, pressão das vias aéreas laterais, intratraqueais.

A Figura 2-7*D* mostra resultados com uma lesão *variável* na traquéia *extratorácica.* Isso pode ser causado por exemplo, por cordas vocais paralisadas, mas móveis. Isso é explicado pelo modelo na Figura 2-8 (*à esquerda*). Durante a expiração, a pressão alta dentro das vias aéreas (Ptr) mantém as cordas distendidas e pode haver pouco efeito sobre o fluxo expiratório. A Ptr é maior que a Patm que age sobre o lado externo dessa lesão. Durante a inspiração, contudo, a pressão baixa na traquéia causa estreitamento acentuado das cordas com a redução notável no fluxo visto na alça de FV expiratória porque a Patm agora excede muito a pressão das vias aéreas, Ptr.

O modelo na Figura 2-8 (*à direita*) também explica a Figura 2-7*E*, uma lesão *intratorácica variável*, por exemplo, uma malignidade traqueal compressível. Durante a expiração forçada, a Ppl alta relativa à pressão das vias aéreas (Ptr) produz um estreitamento acentuado com uma redução dramática constante no fluxo expiratório na alça de FV. O fluxo inspiratório ainda pode ser pouco afetado porque a Ppl é mais negativa que a pressão nas vias aéreas, e a lesão distende-se.

A Figura 2-7*F* mostra a alça característica com uma lesão tipo orifício, *fixa*. Essa lesão – um câncer de traquéia em forma de **anel de guardanapo** ou cordas vocais paralisadas, estreitadas, fixas – interfere de maneira semelhante com os fluxos expiratório e inspiratório. A localização da lesão não interessa porque a lesão não muda de tamanho, independente das pressões interna e externa das vias aéreas.

Vários índices têm sido usados para caracterizar essas lesões das vias aéreas principais. A Figura 2-7 mostra a relação de fluxo expiratório para inspiratório em 50% da capacidade vital (FEF_{50}/FIF_{50}). A relação desvia mais dramaticamente a partir de outras curvas na lesão variável na traquéia extratorácica (Fig. 2-7*D*). A relação é não-específica nas outras lesões. Os contornos singulares da alça de FV são as principais características de diagnóstico. Uma vez que seja suspeitada lesão das vias aéreas principais, a confirmação por visualização endoscópica direta ou a imagem radiográfica da lesão é solicitada.

Cuidado: como algumas lesões podem ser predominantemente, mas não absolutamente, variáveis ou fixas, padrões intermediários podem ocorrer, mas as alças são em geral suficientemente anormais para provocar suspeita.

Os espirogramas correspondentes às lesões na Figura 2-7*D* a *F* não são mostrados porque elas não são nem de longe tão úteis quanto às alças de FV para detectar essas lesões. Algumas das situações clínicas nas quais encontramos essas alças de FV anormais são listadas no Quadro 2-1.

QUADRO 2-1 Exemplos de lesões das grandes vias aéreas detectadas com a alça de fluxo-volume

Lesões extratorácicas variáveis
- Paralisia das cordas vocais (por causa da operação de tireóide, tumor invadindo nervo laríngeo recorrente, esclerose lateral amiotrófica, pós-pólio)
- Estenose subglótica
- Neoplasia (hipofaríngea primária ou traqueal, metastática a partir de lesão primária no pulmão ou mama)
- Bócio

Lesões intratorácicas variáveis
- Tumor da parte inferior da traquéia (abaixo da incisura esternal)
- Traqueomalacia
- Estreitamentos
- Granulomatose de Wegener ou policondrite recidivante

Lesões fixas
- Neoplasia fixa nas vias aéreas centrais (em qualquer nível)
- Paralisia das cordas vocais com estenose fixa
- Estreitamento fibrótico

DICA: se uma *diminuição* importante, isolada, ocorrer na VVM junto com uma CVF, um VEF1 e um FEF_{25-75} normais, deve-se suspeitar de uma obstrução das vias aéreas principais. Uma alça de capacidade vital forçada inspiratória precisa ser obtida. Nem todos os laboratórios medem de forma rotineira as alças inspiratórias. Deve-se questionar ao técnico se o estridor foi ouvido durante a VVM – muitas vezes é. Em muitos desses casos na nossa instituição, essas lesões são identificadas por técnicos que encontram uma VVM baixa, inexplicada; pode-se ouvir estridor; obter-se a alça inspiratória e depois fazer o diagnóstico. Uma outra consideração é se o paciente tem uma doença neuromuscular, conforme discutido na seção 9D, página 97.

2L. DOENÇA DAS PEQUENAS VIAS AÉREAS

A doença das pequenas vias aéreas (SAD) é discutida aqui brevemente, principalmente porque o termo tem sido usado, mas não é um conceito particularmente útil nem necessariamente provado.

A utilidade do conceito de SAD depende de duas afirmações. Primeiro, a doença pulmonar obstrutiva crônica (DPOC) começa geralmente nas pequenas e periféricas vias aéreas (< 2 mm de diâmetro). Segundo, há testes de função pulmonar específicos que podem detectar SAD precocemente.

Como para a primeira afirmativa, há questões quanto a se a doença das vias aéreas periféricas prediz DPOC clínica. A segunda afirmativa leva ao desenvolvimento de vários testes como indicadores específicos de disfunção das pequenas vias aéreas. Contudo, nenhuma provou ser particularmente válida. Testes como dependência de densidade de fluxo expiratório máximo e dependência de freqüência de complacência são difíceis de se realizar e relativamente não-específicos. (Eles não são discutidos aqui. O Capítulo 8 discute o volume de fechamento – agora desválido – e a inclinação da fase III – um teste útil.) Os dados que podem refletir melhor a função das vias aéreas periféricas são os fluxos medidos nos volumes pulmonares baixos durante os testes de CVF. Estes incluem o FEF_{25-75}, FEF_{50} e FEF_{75} (Fig. 2-5, página 15), mas estes testes têm uma ampla variação de valores normais.

2M. PADRÕES ESPIROMÉTRICOS TÍPICOS

Os padrões típicos de teste discutidos estão resumidos no Quadro 2-2. Como os resultados dos testes são não-específicos em lesões das principais vias aéreas, eles não estão incluídos, sendo a medida mais diagnosticamente útil o contorno da alça de FV completa.

QUADRO 2-2 **Padrões típicos de dano**

Medida	*Obstrutiva*	*Restritiva*
CVF (L)	N para ↓	↓
VEF_1 (L)	↓	↓
VEF_1/CVF (%)	N para ↓	N para ↑
FEF_{25-75} (L/s)	↓	N para ↓
FEM (L/s)	↓	N para ↓
FEF_{50} (L/s)	↓	N para ↓
Inclinação da curva de FV	↓	↑
WM (L/min)	↓	N para ↓

FEF_{25-75}, taxa de fluxo expiratório forçado sobre os 50% médios da CVF; FEF_{50}, fluxo expiratório forçado após 50% de a CVF ter sido expirada; VEF_1, volume expiratório forçado no primeiro segundo; FV, fluxo-volume; CVF, capacidade vital forçada expirada; N, normal; FEM, fluxo expiratório máximo; ↓, diminuído; ↑, aumentado.

Comentários:

1. Se a fibrose pulmonar for suspeitada como a causa de restrição, a capacidade de difusão (Capítulo 4) e a capacidade pulmonar total (Capítulo 3) devem ser determinadas.
2. Se fraqueza muscular for suspeitada como uma causa de restrição, pressões respiratórias máximas devem ser determinadas (Capítulo 9).
3. Para avaliar o grau de enfisema, a capacidade pulmonar total e a capacidade de difusão (Capítulos 3 e 4) devem ser determinadas.
4. Se asma for suspeitada, o teste deve ser repetido após terapia com broncodilatador (Capítulo 5).

2N. ABORDAGEM GESTALT PARA INTERPRETAÇÃO

Em vez de simplesmente memorizar padrões como aqueles listados no Quadro 2-2, uma outra abordagem que é muito útil é comparar visualmente a curva de FV individual com a curva prognosticada normal (Capítulo 14).

Na Figura 2-9*A* a curva tracejada é a curva de FV prognosticada, normal do paciente. Como uma primeira aproximação, essa curva pode ser vista como definindo os fluxos e volumes expiratórios máximos que podem ser atingidos pelo paciente. Em outras palavras, ela define um limite mecânico para a ventilação, e todos os fluxos expiratórios são em geral sobre ou abaixo da curva (isto é, dentro da *área* sob a curva).

Imagine que a DPOC se desenvolve no paciente com a curva prognosticada normal na Figura 2-9*A*, e depois a curva se torna aquela mostrada na Figura 2-9*B*. De imediato, esse gráfico fornece muitas informações. Primeiro, o paciente perdeu uma grande quantidade da área normal (a área sombreada) e está limitado a respirar na área reduzida sob a curva medida. Claramente, o paciente tem limitação ventilatória grave. A forma côncava da curva de FV e a

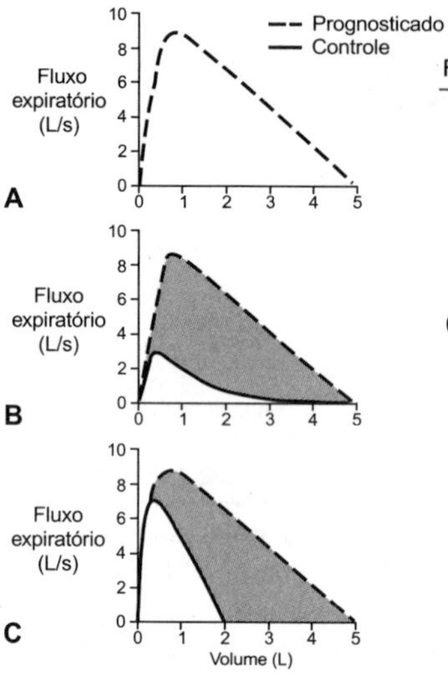

	FVC	FEV_1	$\frac{FEV_1 \times 100}{FVC}$	$FEF_{25\text{-}75}$	FEF_{50}	MVV
A	5,0	3,8	76	3,1	6,6	150
B	3,5 (70)	1,5 (39)	43 (57)	0,7 (23)	0,9 (14)	60 (40)
C	2,0 (40)	1,75 (46)	87 (114)	1,3 (42)	4,8 (73)	85 (57)

FIG. 2-9. A abordagem *Gestalt* para interpretar os dados de função pulmonar quando as curvas fluxo-volume observadas e prognosticadas estão disponíveis. A área sombreada entre as curvas prognosticadas e medidas (**B** e **C**) fornece um índice visual do grau de limitação ventilatória, nenhuma sendo para o paciente normal em **A. B** é típica de obstrução severa das vias aéreas. **C** é típica de um processo restritivo pulmonar severo. $FEF_{25\text{-}75}$, taxa de fluxo expiratório forçado sobre o meio de 50% da CVF; FEF_{50}, fluxo expiratório forçado após 50% da CVF ter sido exalada; VEF_1, volume expiratório forçado em um segundo; CVF, capacidade vital forçada, VVM, ventilação voluntária máxima.

inclinação baixa indicam um processo *obstrutivo*. Antes que se olhem os valores da direita, pode ser determinado que a CVF e o FEM são reduzidos e que o VEF_1, a relação VEF_1/CVF, o $FEF_{25\text{-}75}$ e o FEF_{50} também devem ser reduzidos. Como a VVM é limitada a essa área reduzida, ela também será diminuída. Os números na figura confirmam isso.

Depois, considere a Figura 2-9*C*, na qual o paciente tem fibrose pulmonar intersticial. Novamente, um olhar rápido no gráfico revela que o paciente tem uma perda substancial de área, indicando uma limitação ventilatória moderadamente grave. A inclinação exagerada da curva de FV e a CVF reduzida são consistentes com o processo que está sendo *restritivo*. Um VEF_1 reduzido mas uma relação VEF_1/CVF normal também pode ser determinada e as taxas de fluxo ($FEF_{25\text{-}75}$ e FEF_{50}) podem ser esperadas normais a reduzidas. A VVM será mais bem preservada do que mostrado na Figura 2-9*B* porque os fluxos expiratórios altos ainda podem desenvolver-se, embora sobre uma amplitude de volume restrita. Os números confirmam essas conclusões.

A abordagem Gestalt é um primeiro passo muito útil em analisar os dados de função pulmonar. O grau de limitação ventilatória pode ser definido de acordo com a perda de área sob a curva de FV prognosticada normal, as áreas sombreadas na Figura 2-9*B* e *C*. Nós arbitrariamente definimos uma perda de área de 25% como uma limitação ventilatória leve, 50% como moderada e 75% como grave.

3

VOLUMES PULMONARES ESTÁTICOS (ABSOLUTOS)

Medidas dos assim chamados volumes pulmonares estáticos (ou absolutos) são muitas vezes informativas [1]. Os mais importantes são a capacidade vital, o volume residual e a capacidade pulmonar total. A *capacidade vital (CV)* é medida fazendo com que a pessoa inale na capacidade máxima e então expire *lenta* e completamente. Esta CV é chamada de *capacidade vital lenta (CVL).*

Com o expirar completo, o ar ainda permanece no pulmão. Este volume remanescente é o *volume residual (VR).* O VR pode ser visualizado ao comparar as radiografias de inspiração e expiração pulmonares (Fig. 3-1). O fato de os pulmões não se romperem completamente na expiração total é fisiologicamente importante. Com o colapso completo, a hipoxemia transitória pode ocorrer porque o sangue venoso misto que alcança o pulmão não consegue carrear oxigênio. Além disso, a insuflação de um pulmão colapsado requer pressões de inflação muito altas, o que pode rapidamente fadigar os músculos respiratórios e pode colabar o pulmão, levando ao *pneumotórax.* Este é o problema em bebês nascidos com a síndrome da angústia respiratória, na qual as porções do pulmão podem colabar-se (unidades acinares individuais, até a totalidade dos lobos) no final da expiração. O VR pode ser medido e adicionado à CVL para obter a *capacidade pulmonar total (CPT).* De modo alternativo, a CPT pode ser medida, e a CVL, subtraída dela para obter-se o VR. O valor destes volumes é discutido na página 35.

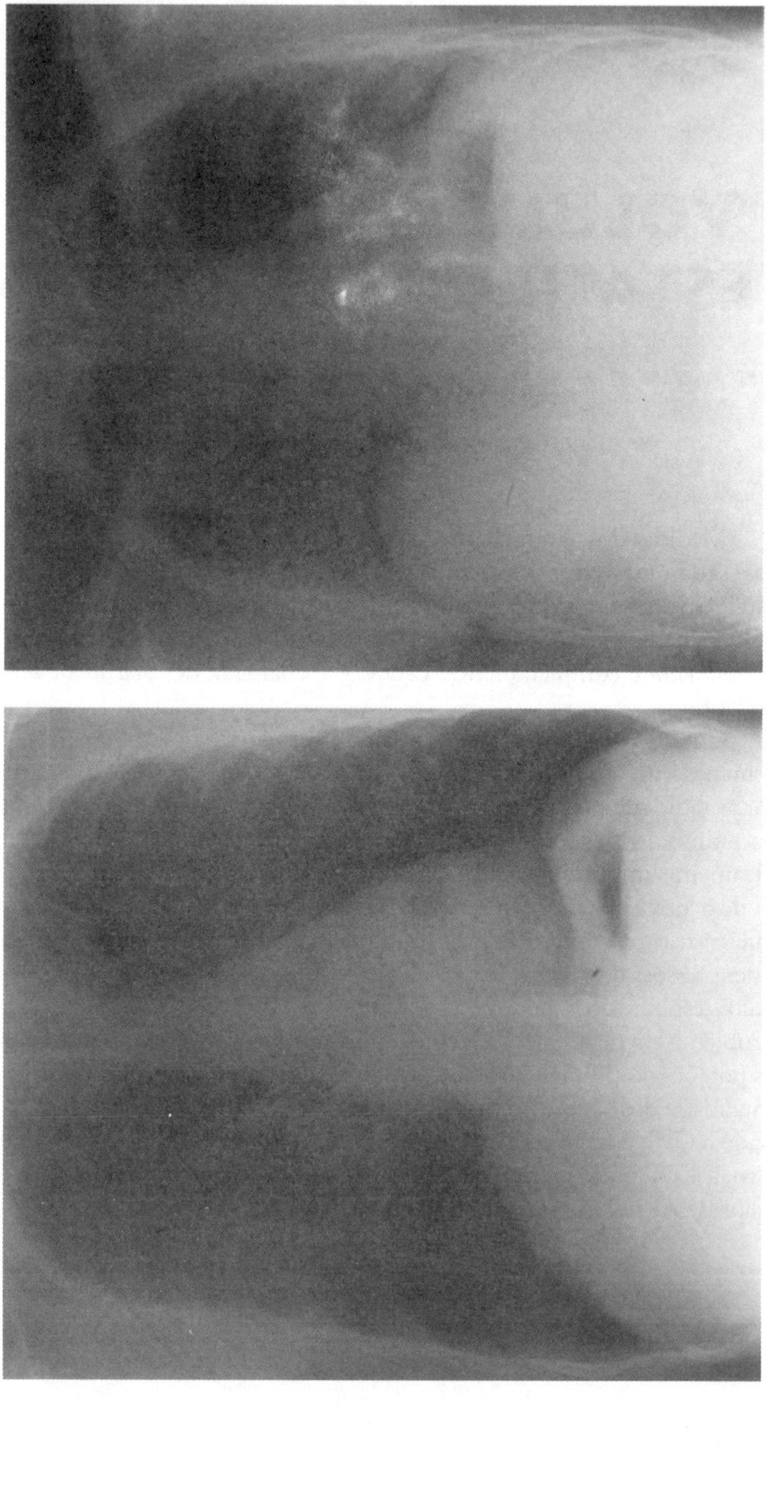

A B

FIG. 3-1. Radiografias obtidas de uma pessoa normal em inspiração total (isto é, na capacidade pulmonar total; **A**) e expiração total (**B**), na qual o ar remanescente no pulmão é o volume residual.

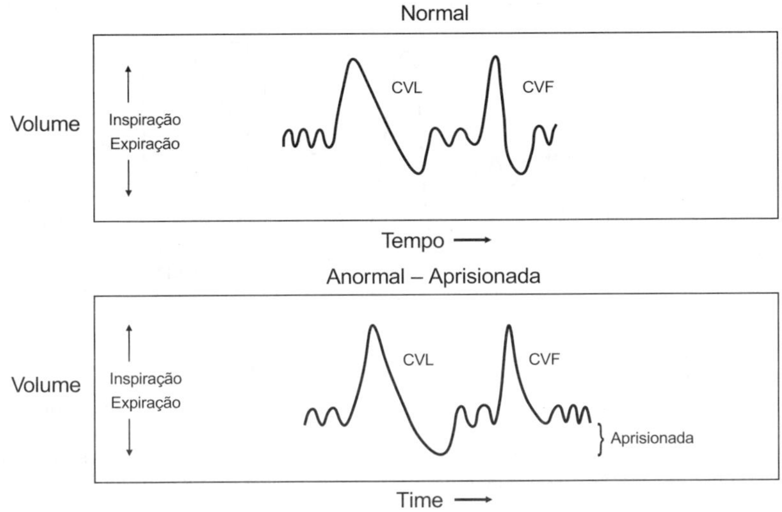

FIG. 3-2. Espirograma de uma pessoa normal durante várias manobras comparadas com aquela de uma pessoa com doença pulmonar obstrutiva que mostra CVF "aprisionada", capacidade vital forçada expiratória; CVL, capacidade vital lenta.

3A. CAPACIDADE VITAL LENTA

Normalmente, a CVL e a capacidade vital forçada expiratória (CVF; discutida no Capítulo 2) são idênticas, como mostrado no painel da Figura 3-2. Com a obstrução das vias aéreas, como na doença pulmonar obstrutiva crônica (DPOC) ou asma, a CVF pode ser consideravelmente menor do que a CVL, como mostrado na parte inferior do painel da Figura 3-2. A diferença entre CVL e CVF reflete a "prisão" do ar nos pulmões. Os fluxos mais altos durante a manobra da CVF ocasionam estreitamento e fechamento excessivo das vias aéreas doentes na DPOC, e, desse modo, o pulmão não pode esvaziar-se tão completamente como durante a manobra da CVL. Embora esta "prisão" seja de interesse do fisiologista, é de pouco valor como medida clínica. Contudo, ela explica as discrepâncias possíveis entre os volumes da CVL e da CVF.

3B. VOLUME RESIDUAL E CAPACIDADE PULMONAR TOTAL

A Figura 3-3 representa os volumes pulmonares estáticos que são de maior interesse. O VR é medido (página 31) e somado à CVL para obter a CPT. O *volume de reserva expiratória (VRE)* é o volume de ar que pode ser expirado

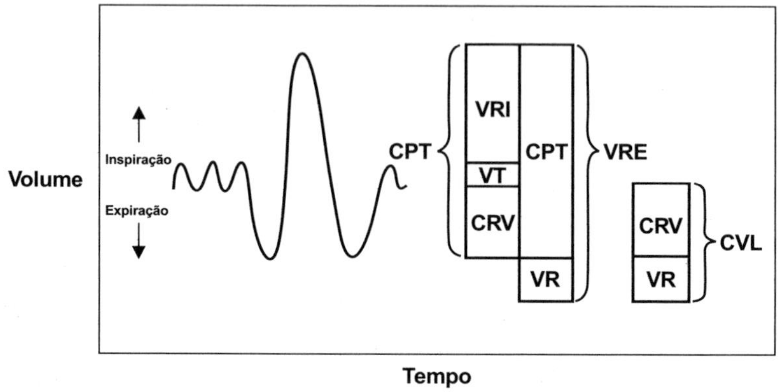

FIG. 3-3. Vários volumes pulmonares estáticos (ou absolutos). A capacidade pulmonar total (CPT) é a soma do volume residual (VR) e da capacidade vital lenta (CVL). A CVL é a soma do volume de reserva inspiratória (VRI), o volume corrente, com o volume de reserva expiratória (VRE). A capacidade residual funcional (CRV) é a soma do VR com o VRE.

após uma expiração normal durante uma respiração calma (volume corrente). O volume utilizado durante a respiração calma é o *volume corrente (VC)*. O *volume de reserva inspiratória* é o volume de ar que pode ser inalado ao final de uma respiração calma normal. A soma do VRE com o VR é chamada de *capacidade funcional residual (CFR)*.

O VR é o volume remanescente de ar no pulmão de uma manobra expiratória completa. Ele é determinado pelos limites da excursão da parede torácica ou o colapso das vias aéreas ou compressão. Nas desordens restritivas, o limite da compressão da parede torácica pelos músculos da parede torácica determina o VR. Nas desordens obstrutivas, o colapso das vias aéreas impede que o ar escape dos pulmões, assim determinando a quantidade máxima expirada. Na doença obstrutiva, o VR é aumentado. A CPT é aumentada na maioria dos pacientes com obstrução crônica. Contudo, a CPT em muitas vezes não aumenta na asma. Finalmente, para um diagnóstico fidedigno de um processo *restritivo*, a CPT deve ser *diminuída*.

A CRF é principalmente de interesse do fisiologista. É o volume pulmonar no qual a retração elástica para dentro do pulmão é equilibrada pelas forças elásticas para fora da parede torácica relaxada (caixa torácica e abdome). Ele é normalmente 40 a 50% da CPT. Quando a elasticidade pulmonar for reduzida, como no enfisema, a CRF aumenta. Ela também aumenta em menor extensão com o envelhecimento normal. Com a retração pulmonar aumentada na fibrose pulmonar, a CRF diminui.

DICA: a CRF é normalmente menor quando uma pessoa está em posição supina do que quando está sentada ou em pé. Quando uma pessoa está na vertical, os conteúdos pesados abdominais puxam o diafragma relaxado para baixo, expandindo a caixa torácica e os pulmões. Na posição supina, a gravidade não puxa mais para baixo os conteúdos abdominais; em vez disso, os conteúdos tendem a empurrar o diafragma para cima, e desse modo a CRF é diminuída. A CRF menor e, em virtude disso, o volume pulmonar diminuído na posição supina, podem interferir com a troca de gás em pacientes com vários tipos de doença pulmonar e nos idosos. O sangue extraído do enquanto essas pessoas estão na posição supina pode mostrar uma tensão anormalmente baixa de oxigênio no sangue arterial. Um efeito similar ocorre freqüentemente em pessoas muito obesas.

3C. COMO O VOLUME RESIDUAL É MEDIDO

Geralmente, a CRF é medida através de um dos métodos a serem descritos. Se o VRE é subtraído da CRF, o VR é obtido e, como observado anteriormente, se o VR é adicionado à CVL, a CPT é obtida (Fig. 3-3).

Como mostrado na Figura 3-2, a CVL pode ser maior do que a CVF na doença obstrutiva. Se a CVF for adicionada ao VR, a CPT será menor do que se a CVL for utilizada. Por convenção, a CVL é usada mesmo nos casos de DPOC, na qual há muitas vezes uma diferença considerável entre a CVL e a CVF.

Os três métodos mais comumente usados na medida da CRF (dos quais o VR é obtido) são lavagem de nitrogênio, diluição de gás neutro e pletismografia. Se esses métodos não estiverem disponíveis, um método radiográfico pode ser usado.

Método de Lavagem (Washout) de Nitrogênio

O princípio deste procedimento é ilustrado na Figura 3-4. No final de uma expiração normal, o paciente é conectado ao sistema. O pulmão contém um volume desconhecido (Vx) de ar contendo 80% de nitrogênio. Com a inspiração de oxigênio livre de nitrogênio e a expiração dentro de uma sacola separada, todo o nitrogênio pode ser derramado do pulmão. O volume da sacola expirada e sua concentração de nitrogênio são medidos, e o volume desconhecido é obtido com a equação de equilíbrio de massa simples. Na prática, o procedimento é terminado após sete minutos, e nem todo o nitrogênio é removido do pulmão, porém é facilmente corrigido para isto. Este procedimento subestima a CRF em pacientes com obstrução das vias aéreas, porque nesta condição existem regiões do pulmão que são muito precariamente ventiladas, e, portanto, perdem muito pouco nitrogênio. Uma estimativa mais

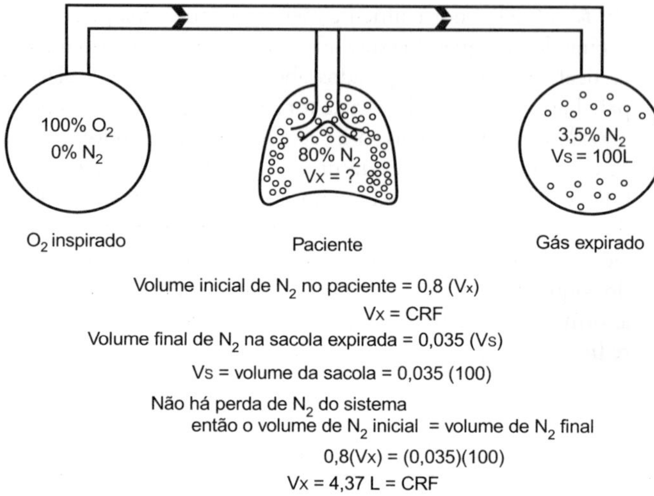

FIG. 3-4. Método de lavagem de nitrogênio para medir a capacidade residual funcional (CRF). O volume inicial de nitrogênio (N_2) nos pulmões na CRF iguala 80% N_2 × volume de CRF. O volume N_2 do oxigênio (O_2) inalado é zero. O volume de N_2 derramado para fora do pulmão é computado como mostrado, e a CRF, ou Vx, é obtida resolvendo-se a equação de equilíbrio de massa, 0,8 (Vx) = 0,035 (Vs).

verdadeira na doença obstrutiva pode ser obtida se este teste for prolongado para 15 a 20 minutos. Contudo, os pacientes acham então o teste desagradável.

Técnica de Diluição de Gás Neutro

O conceito é ilustrado na Figura 3-5. Hélio, argônio ou neônio podem ser utilizados. O sistema de espirômetro contém um volume conhecido de gás (V1), (a Figura 3-5 ilustra o hélio com uma concentração conhecida, C_1). Na CRF, o paciente está conectado ao sistema e respira novamente até que a concentração de hélio atinja um platô indicando concentrações iguais (C_2) no espirômetro e pulmão. Como essencialmente nenhum hélio é absorvido, as Equações 1 e 2 podem ser combinadas e resolvidas para Vx, a CRF. Na prática, o oxigênio é adicionado ao circuito para substituir aquele consumido pelo paciente, e o dióxido de carbono é absorvido para prevenir a hipercarbia. Como com a técnica de lavagem de nitrogênio, o método de diluição de gás subestima a CRF nos pacientes com obstrução das vias aéreas.

1. Antes do equilíbrio:
Volume do He = $C_1 \cdot V1$ (Eq. 1)

2. Depois do equilíbrio:
Volume do He = $C_2 (V1 + Vx)$ (Eq. 2)

Não há perda de He, portanto

$$C_1 \cdot V1 = C_2 (V1 + Vx)$$

$$VX = \frac{V1 (C_1 - C_2)}{C_2}$$

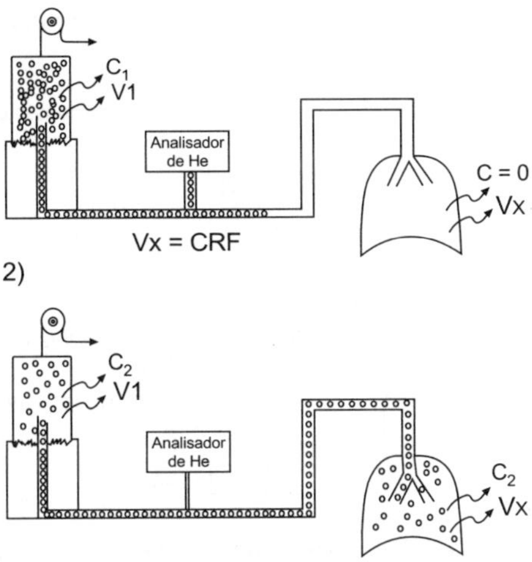

FIG. 3-5. Técnica de diluição de hélio para medida da capacidade residual funcional (CRF). Antes do teste, nenhum hélio (He) estava presente nos pulmões (Vx), e há um volume conhecido de He no espirômetro e no tubo – a concentração de He (C_1) vezes o volume do espirômetro e os tubos de conexão (V1). No equilíbrio, a concentração de He (C_2) é uniforme durante todo o sistema. A equação de equilíbrio da massa pode agora ser resolvida pela CRF (Vx).

Pletismografia

O princípio da pletismografia é simples. A teoria está baseada na lei de Boyle, que afirma que o produto da pressão (P) e volume (V) (PV) de um gás é constante sob condições de temperatura constantes (isotérmicas). O gás nos pulmões é isotérmico por causa do seu contato íntimo com o sangue capilar. A técnica é mostrada na Figura 3-6 com a pletismografia corporal de volume constante padrão. Uma característica atraente desta técnica é que várias medidas de VR e CPT podem ser rapidamente obtidas. Isto não é possível com os métodos de lavagem e diluição porque a composição de gás alveolar deve ser trazida de volta para o estado de controle antes que estes testes possam ser repetidos, um processo que freqüentemente leva de 10 a 20 minutos em pacientes com DPOC. O método pletismográfico mede essencialmente todo o gás no pulmão, incluindo aquele em áreas escassamente ventiladas. Desse modo, na DPOC, a CRF, o VR e a CPT obtidos com este método são geralmente maiores e mais acurados do que aqueles com métodos com gás. Muitas vezes a CPT de um paciente com DPOC é 2 a 3 L maior com a pletismografia.

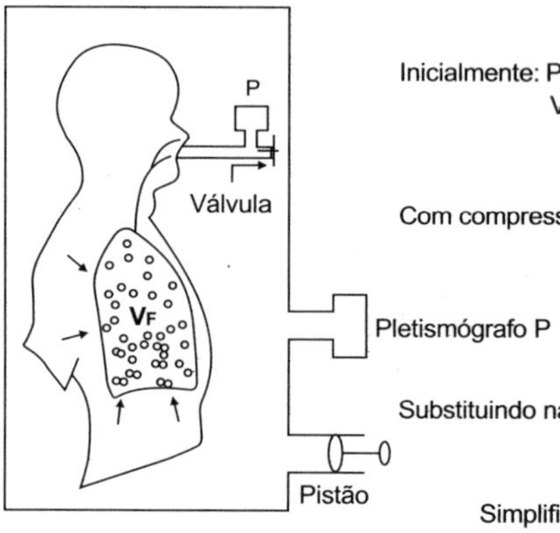

Lei de Boyle: $PV = P^1V^1$ (Eq. 1)

Inicialmente: $P = P_B$ pressão barométrica (cmH_2O)
$V = V_F$ volume desconhecido deste pulmão (CRF)

Com compressão: $P^1 = P_B + \Delta P$ onde ΔP é o aumento na pressão alveolar medida na boca
$V^1 = V_F - \Delta V$ onde ΔV é a diminuição em volume devida à compressão

Substituindo na Eq. 1 dá: $P_B V_F = (P_B + \Delta P)(V_F - \Delta V)$

e: $V_F = \frac{\Delta V}{\Delta P}(P_B + \Delta P)$

Simplificado para: $V_F = \frac{\Delta V}{\Delta P}(P_B)$

FIG. 3-6. O equipamento e as medidas necessárias para medir a capacidade residual funcional (CRF) utilizando-se um pletismógrafo corporal e aplicando a lei de Boyle (Eq. 1). O paciente está sentado em pletismógrafo hermético, e a pressão no pletismógrafo modifica-se com as alterações no volume pulmonar. Quando o paciente pára de respirar, a pressão alveolar iguala-se à pressão barométrica (iPB). Considere o que acontece se a válvula na boca é fechada ao final de uma expiração tranqüila, isto é, CRF, e o paciente faz um esforço expiratório. A pressão alveolar aumenta por uma quantidade (ΔP) que é medida pelo transdutor na boca (P). O volume pulmonar diminui como um resultado da compressão de gás, até o final do fluxo de ar, e desse modo a pressão no pletismógrafo (Pplet) diminui. As mudanças na Pplet comparadas com medidas simultâneas no volume (ΔV), como segue. Com a pessoa momentaneamente não respirando, a bomba de pistão ciclo e as modificações de volume conhecido produzem mudanças conhecidas na Pplet P. Estas medidas fornecem todos os dados necessários para resolver a equação acima para Vf. A equação final é simplificada omitindo-se o ΔP da quantidade (Pb + ΔP). Como o ΔP é pequeno (~20 cmH_2O) comparado com o Pb (~1.000 cmH_2O), ele pode ser negligenciado. PV, produto da pressão e volume.

Método Radiográfico

Se os métodos anteriormente descritos não estão disponíveis, os métodos radiográficos podem fornecer uma boa estimativa da CPT. As radiografias posterior-anterior e lateral são obtidas enquanto o paciente prende sua respiração na CPT. A CPT é estimada por ambos, a planimetria ou o método elíptico [2]. A técnica radiográfica compara-se favoravelmente com o método pletismográfico corporal e é mais acurada do que os métodos de gás em pacientes com DPOC. Ela é também precisa em pacientes com fibrose pulmonar. A técnica não é difícil, porém requer que as radiografias sejam obtidas na inspiração máxima.

3D. IMPORTÂNCIA DO VOLUME RESIDUAL E DA CAPACIDADE PULMONAR TOTAL

O conhecimento do VR e da CPT pode ajudar na determinação de processo restritivo ou obstrutivo e é a causa de uma diminuição na CVF e no volume expiratório forçado no primeiro segundo (VEF_1). Esta distinção não é sempre aparente a partir das curvas de fluxo-volume (FV). As radiografias de tórax podem auxiliar quando a hiperinsuflação óbvia ou a fibrose estiverem presentes.

Como observado na seção 2F, página 13, a razão da VEF_1/CVF geralmente fornece a resposta. Contudo, em um paciente com asma que não está ofegante e possui uma CVF decrescente e VEF_1, ambas as razões VEF_1/CVF e a inclinação da curva de FV podem ser normais. Neste caso, o VR deve ser brandamente aumentado, porém muitas vezes a CPT é normal.

A CPT e o VR são aumentados na DPOC, especialmente no enfisema. Geralmente, o VR é aumentado mais do que a CPT, e desse modo a razão VR/CPT é também aumentada. A CPT e o VR são também aumentados na acromegalia, porém, a razão VR/CPT é normal.

Por definição, a CPT é reduzida da doença restritiva, e geralmente o VR é também reduzido. O diagnóstico de um processo restritivo não pode ser feito com confiança a menos que não haja evidência de CPT diminuída. A evidência pode ser a medida direta de uma CPT ou a redução aparente do volume observada na radiografia torácica, ou pode ser sugerida através da presença de uma inclinação muito íngreme da curva do FV (Figura 2-4).

DICA: a ressecção pulmonar para o câncer de pulmão ou para a bronquiectasia diminui o VR e a CPT, porém este é um processo restritivo incomum. Como há muitas vezes obstrução das vias aéreas associadas, o VR/CPT pode estar anormalmente alto. Além disso, um processo obstrutivo será aparente por causa da forma da curva de FV e uma razão VEF_1/CVF diminuída. Este é um padrão restritivo-obstrutivo misto.

3E. EXPANDINDO A ABORDAGEM GESTALT AOS DADOS DE VOLUME PULMONAR ABSOLUTOS

A Figura 3-7 mostra as curvas de FV da Figura 2-9 como um significado para considerar quais modificações podem ser esperadas nos volumes pulmonares absolutos. A Figura 3-7*A* representa as descobertas em uma pessoa normal: a CPT de 7 L, VR de 2 L, e uma razão de VR/CPT de 29%.

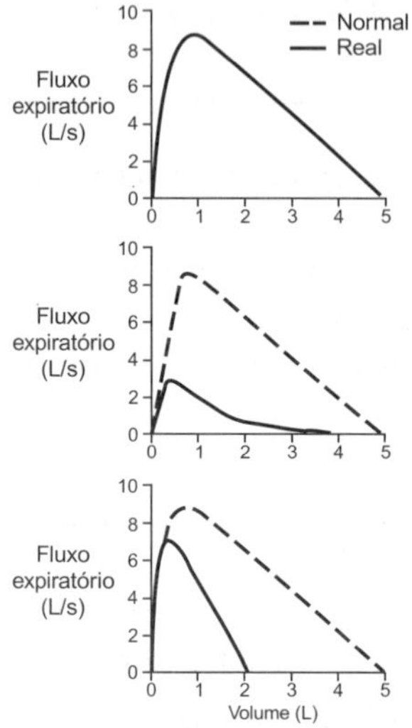

	TLC (L)	RV (L)	$\frac{RV}{TLC}$ (100)
A	7	2	29
B	9 (129)	5,5 (275)	61 (210)
C	3 (43)	1 (50)	33 (114)

FIG. 3-7. Aplicação posterior da abordagem Gestalt introduzida na Figura 2-9, página 24. Observe que a área entre as curvas de fluxo-volume prognosticadas (linha pontilhada) e observadas (linha escura) não está sombreada. **A.** Padrão normal. **B.** Obstrução grave. **C.** Restrição pulmonar grave (os números entre parênteses são a porcentagem do normal prognosticado). VR, volume residual; CPT, capacidade pulmonar total.

A Figura 3-7*B* mostra uma limitação ventilatória grave devida à obstrução das vias aéreas. Além dos fluxos reduzidos, a CPT e o VR são esperados para serem aumentados, o VR mais do que a CPT, para que a razão VR/CPT seja também anormal. Essas expectativas são confirmadas pelos valores à direita na figura. Contudo, o efeito da ressecção pulmonar na DPOC precisa ser considerado (ver seção 3D).

A curva de FV na Figura 3-7*C* é consistente com a limitação ventilatória grave devida ao processo restritivo. Este diagnóstico requer que a CPT seja diminuída, e a razão VR/CPT seja esperada para ser essencialmente normal. Os valores à direita da figura confirmam essas expectativas.

Uma questão em consideração na Figura 3-7*C* é, Qual é a causa deste processo restritivo? A resposta a esta questão requer a revisão da Figura 2-3 (página 10), na qual tudo a não ser as doenças obstrutivas precisam ser consideradas. A maioria dos processos restritivos pode ser avaliada a partir da anamnese, do exame físico e da radiografia torácica. Na fibrose, a capacidade de propagação (discutida no Capítulo 4) é esperada para ser reduzida e as modificações radiográficas evidentes. O esforço precário do paciente pode ser *excluído* ao avaliar a curva do FV (Fig. 2-6, página 16) e ao observar que o paciente proporciona esforços reproduzíveis.

Uma curva similar àquela na Figura 3-7*C*, porém com fluxos de pico reduzidos, é encontrada em pacientes com pulmões normais nos quais uma desordem neuromuscular tal qual a esclerose lateral amiotrófica ou distrofia muscular desenvolve-se. Neste caso, a ventilação voluntária máxima é freqüentemente reduzida (seção 2I, página 17). Além disso, com esta redução na CVF, a força muscular respiratória máxima é reduzida, como discutido no Capítulo 9. De maneira interessante, os pacientes com paralisia diafragmática bilateral podem-se apresentar com este padrão. Contudo, esses pacientes diferem no que sua dispnéia torna-se extrema, e muitas vezes intolerável, quando eles se deitam.

Algumas pessoas extremamente obesas mostram também o padrão na Figura 3-7*C*. Elas possuem uma razão de peso (em quilogramas) com altura (em centímetros) muito anormal. Normalmente, esta razão é menor do que 0,5. Em pessoas extremamente obesas ela é muitas vezes maior do que 0,75. Em anos recentes, o índice de massa corporal (IMC) tornou-se o índice padrão para a obesidade. É o peso do corpo (em quilogramas) dividido pela altura (em metros, quadrados): kg/m^2. No geral, uma IMC mais do que 28 é acima do peso. Extremos de obesidade variam acima de 50 a 70 ou mais. Em nosso laboratório, nós descobrimos que uma IMC maior do que 35 está associada a uma redução média em CVF de 5 à 10% (dados não-publicados). Contudo, existe uma grande variação. Algumas pessoas obesas possuem volumes pulmonares normais, e outras são mais gravemente afetadas. Esta diferença pode estar relacionada à distribuição de gordura ou à relação entre massa de gordura e massa muscular [3].

A Figura 3-8 mostra duas curvas na qual a VEF_1 e a CVF são reduzidas e a razão VEF_1/CVF é normal. Ambas são *consistentes* com um processo restritivo. Contudo, em ambos os casos a CPT é normal. Portanto, o diagnóstico de um processo restritivo *não pode* ser feito. Neste caso, o termo "limitação ventilatória não-específica" é aplicado (ver seção 2F, página 13).

Algumas vezes um diagnóstico mais definitivo pode ser feito. Por exemplo, a Figura 3-8*A* mostra um deslocamento em paralelo da curva do FV. A limitação ventilatória é de branda à moderada. Essa descoberta é comum na asma branda. A CPT é normal, e o VR e o VR/CPT são apenas brandamente aumentados. O histórico pode ser consistente com a asma com ou sem sibilos. A pessoa muitas vezes possui um aumento maior do que o normal no fluxo expiratório na curva de FV após o uso de um broncodilatador inalado. Se isto não ocorrer, um teste de broncoprovocação à metacolina é freqüente-

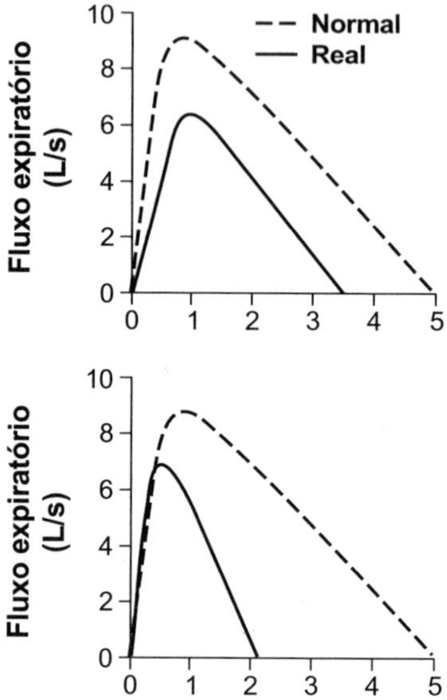

A.			
	TLC (L)	7,0	(100%)
	RV (L)	3,5	(175%)
	FVC (L)	3,5	(70%)
	FEV_1 (L)	2,8	(70%)
	$\frac{FEV_1}{FVC}$ (%)	80	

B.			
	TLC (L)	6,25	(95%)
	RV (L)	3,55	(225%)
	FVC (L)	2,7	(54%)
	FEV_1 (L)	2,2	(55%)
	$\frac{FEV_1}{FVC}$ (%)	80	

FIG. 3-8. A e **B.** Exemplos de impedimentos ventilatório não-específico no qual o volume expiratório forçado no primeiro segundo (VEF_1) e a capacidade vital forçada expiratória (CVF) são reduzidos proporcionalmente, conferindo uma razão VEF_1/CVF normal, e a capacidade pulmonar total (CPT) é normal. Observe que o volume residual (VR) é aumentado. Isto não deve ser confundido com desordens obstrutivas nas quais o VR é também aumentado.

mente recomendado em uma tentativa de descobrir um possível processo asmático. Esses procedimentos são discutidos no Capítulo 5.

A Figura 3-8*B* é uma limitação ventilatória não-específica de grau moderado. Neste caso, a inclinação da curva de FV está aumentada e não é normal, porém não há nenhuma evidência clínica de envolvimento parenquimal, e a capacidade de difusão pulmonar (DL_{CO}, ver Capítulo 4) é normal. Este padrão pode ocorrer em pacientes com asma relativamente controlada. Um histórico completo e um exame físico podem descobrir o problema. A resposta para um broncodilatador pode ser marcada, ou os resultados do teste de broncoprovocação à metacolina podem ser positivos. Também, algumas pessoas obesas possuem CPT normal e o padrão mostrado na Figura 3-8*B* em vez do padrão na Figura 3-7*C*.

Nós temos estudado perfis de 21 pacientes nos quais havia uma limitação ventilatória não-específica com CPT normal e DL_{CO}. Em 38% os pacientes tinham somente obesidade (n = 3), somente asma (n = 1), ou asma e obesidade (n = 4). As razões médias peso: altura foram 0,66; 0,53 e 0,67 para obesidade, asma e asma e obesidade, respectivamente. Em 29% havia uma infiltração parenquimal branda (n = 6), e 33% eram normais (n = 3) ou possuíam um diag-

QUADRO 3-1 **Padrões típicos de distúrbios**

Medida	*Obstrutiva*	*Restritiva*
CVF (L)	↓	↓
VEF_1 (L)	↓	↓
VEF_1/CVF (%)	N para ↓	N para ↑
FEF_{25-75} (L/s)	↓	N para ↓
PFR (L/s)	↓	N para ↓
FEF_{50} (L/s)	↓	N para ↓
Inclinação da curva do FV	↓	↑
VVM (L/min)	↓	N para ↓
CPT	N para ↑	↓
VR	↑	↓
VR/CPT (%)	↑	N

FEF_{25-75}, índice do fluxo expiratório forçado sobre os 50% médios da CVF; FEF_{50}, fluxo expiratório forçado após 50% de a CVF ter sido expirada; VEF_1, volume expiratório forçado no primeiro segundo; FV, fluxo-volume; CVF, capacidade vital forçada expiratória; VVM, ventilação voluntária máxima; N, normal; PFV, pico de fluxo expiratório; VR, volume residual; CPT, capacidade pulmonar total; ↓, diminuída; ↑, aumentada.

nóstico incerto ($n = 4$). Os sete casos que eram normais ou tinham um diagnóstico incerto foram classificados como limitação ventilatória não-específica. Possivelmente esta é uma variante normal. Outras possibilidades são a fibrose pulmonar não-detectável precocemente ou uma interação do envelhecimento e da obesidade moderada. Muitas vezes, contudo, não há pistas. Valores previstos normais das curvas de FV são baseados em grande quantidade. Os valores utilizados em nosso laboratório são fornecidos no Apêndice.

O Quadro 3-1 é uma expansão do Quadro 2-2 (página 23): A CPT, o VR e a razão VR/CPT são adicionados.

DICA: presuma que você tinha estimativas de CPT através do método pletismográfico e métodos de diluição (nitrogênio ou hélio). Se a CPT pletismográfica exceder aquela do método de diluição, você possui uma estimativa do volume do pulmão precariamente ventilado, que é característica da obstrução das vias aéreas. Na seção 4C, página 43, outra estimativa de volume precariamente ventilado é descrita quando a DL_{CO} é medida.

DICA: o que determina o VR? À medida que adultos normais expiram lenta e completamente, a resistência da vias aéreas aumenta dramaticamente a volumes muito baixos e à medida que as vias aéreas se estreitam (ver Fig. 7-4, página 78). Quando a resistência das vias aéreas se aproxima da infinidade, nenhuma expiração posterior ocorre, e o VR é atingido. Neste ponto, as vias aéreas pequenas e periféricas estão essencialmente fechadas. Um aumento no VR é algumas vezes o primeiro sinal de doença prematura na vias aéreas. Uma exceção interessante a esta descrição de como o VR em adultos é determinado pode ocorrer em crianças e em adultos jovens. Sua curva de FV mostra uma cessação abrupta de fluxo com um contorno similar àquele observado na Figura 2-6*E* (página 16). Um aumento na resistência das vias aéreas não leva à cessação da expiração. Melhor, os músculos respiratórios não são fortes o suficiente para comprimir a parede torácica e o abdome mais ainda. Este aumento no VR não é anormal e geralmente desaparece com o envelhecimento.

REFERÊNCIAS

1. Gibson GJ. Lung volumes and elasticity. *Clin Chest Med* 22:623-635, 2001.
2. Miller RD, Offord KP. Roentgenologic determination of total lung capacity. *Mayo Clin Proc* 55:694-699, 1980.
3. Cotes JE, Chinn DJ, Reed JW. Body mass, fat percentage, and fat free mass as reference variables for lung function: effects on terms for age and sex. *Thorax* 56:839-844, 2001.

4

CAPACIDADE DE DIFUSÃO DOS PULMÕES

Um passo importante na transferência de oxigênio do ar ambiente para o sangue arterial é o processo de difusão, que é a transferência do oxigênio do gás alveolar para a hemoglobina dentro dos glóbulos vermelhos. A anatomia pertinente é mostrada na Figura 4-1*A*. A trajetória percorrida pelas moléculas de oxigênio é mostrada na Figura 4-1*B*. Elas devem atravessar as paredes alveolar e capilar, o plasma e a membrana dos glóbulos vermelhos e então juntarem-se à hemoglobina.

4A. A CAPACIDADE DE DIFUSÃO DOS PULMÕES

A capacidade de difusão dos pulmões (DP) estima a transferência de oxigênio do gás alveolar para os glóbulos vermelhos. A quantidade de oxigênio transferido é em grande parte determinada por três fatores. Um fator é a *área (A)* da membrana capilar-alveolar, que consiste das paredes alveolar e capilar. Quanto maior a área, maior o índice de transferência, e maior a DP. A área é influenciada pelo número de capilares que contém sangue na parede alveolar. O segundo fator é a *espessura (E)* da membrana. Quanto mais espessa a membrana, menor a DP. O terceiro fator é a *pressão de impulso*, que é, a diferença na tensão de oxigênio entre o gás alveolar e o sangue venoso (ΔPo_2). A tensão de oxigênio alveolar é maior do que aquela no sangue venoso desoxigenado da artéria pulmonar. Quanto maior a diferença (ΔPo_2), mais oxigênio é transferido. Essas relações podem ser expressas como

$$D_P \cong \frac{A \times \Delta Po_2}{E} \qquad \text{(Equação 1)}$$

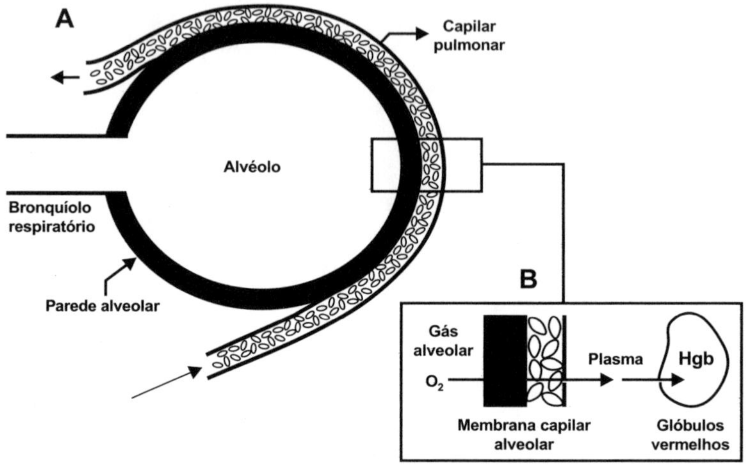

FIG. 4-1. A. Membrana capilar-alveolar através da qual o oxigênio deve difundir-se para entrar no sangue. Na **B**, a parede alveolar é representada pelo retângulo preto. Hgb, hemoglobina.

4B. A CAPACIDADE DE DIFUSÃO PARA O MONÓXIDO DE CARBONO

A capacidade de difusão de oxigênio (DLO_2) pode ser diretamente medida, porém isto é técnica e extremamente difícil. Medir a capacidade de difusão do monóxido de carbono (DL_{CO}) é muito mais fácil e proporciona uma reflexão positiva da difusão de oxigênio. Em essência, o monóxido de carbono é substituído pelo oxigênio na Equação 1.

Várias técnicas para estimar a DL_{CO} foram descritas. A mais amplamente utilizada é o método de respiração simples (RS) ($RSDL_{CO}$). O paciente expira o volume residual e então inala uma mistura de gás contendo uma concentração muito baixa de monóxido de carbono mais um gás neutro, geralmente o hélio. Após uma inalação máxima para a capacidade pulmonar total (CPT), o paciente prende sua respiração durante 10 segundos e então expira por completo. Uma amostra do gás alveolar expirado é coletada e analisada. Ao medir a concentração do monóxido de carbono e do hélio expirados, o valor da DL_{CO} pode ser computado. O hélio é utilizado para calcular a CPT, e o monóxido de carbono expirado é utilizado para calcular a quantidade de monóxido de carbono transferido para o sangue.

Os detalhes técnicos da medida da $RSDL_{CO}$ são complexos. Para melhorar a precisão e a reprodutibilidade do teste entre os laboratórios, a *American Thoracic Society* estabeleceu padrões para a *performance* do teste [1,2].

4C. VALORES DE DL_{CO} NORMAIS

Um valor médio normal é de 20 a 30 ml/minuto por miligrama Hg; que é, 20 a 30 ml de monóxido de carbono é transferido por minuto por miligrama Hg diferença da pressão de impulso de monóxido de carbono. Os valores normais dependem da idade (diminuem com o envelhecimento), sexo, (levemente inferior no sexo feminino), e tamanho (pessoas mais altas possuem pulmões maiores e portanto uma DL_{CO} maior). A inclusão do hélio fornece uma estimativa de volume alveolar total (VA). A divisão da DL_{CO} pela VA tende a normalizar para a diferença em tamanho e, portanto, a razão DL_{CO}/VA (ou constante de Krogh) tende a ser a mesma em pessoas normais de vários tamanhos. Para uma extensão em uma determinada pessoa, a DL_{CO} está também diretamente relacionada com o volume da respiração inalada. Quanto menor o volume, menor a DL_{CO}. A DL_{CO}/VA nesta situação pode mudar um pouco, contudo, se tanto. Este fato é útil, especialmente quando testes repetidos são obtidos com o tempo. O volume inalado pode variar de ano a ano, porém a DL_{CO}/VA tende a corrigir isto. A maioria dos pacientes pode segurar sua respiração durante 10 segundos, porém algumas pessoas com as capacidades vitais muito pequenas não podem inalar uma quantidade suficiente de mistura de gás para proporcionar um teste válido.

DICA: na pessoa normal, a VA é essencialmente a mesma do que a CPT e pode ser utilizada como uma estimativa da CPT. Com a doença obstrutiva, a VA subestima a CPT, semelhante ao que as técnicas de lavagem de nitrogênio e de diluição de gás neutro fazem (ver seção 3C, página 31). Contudo, a CPT obtida com a pletismografia menos a VA fornece uma estimativa da gravidade da distribuição de gás não-uniforme, isto é, o volume do pulmão pobremente ventilado (ver primeira Dica, página 39).

4D. CAUSAS DA DL_{CO} AUMENTADA

Geralmente, uma DL_{CO} aumentada não é um problema. Contudo, existem algumas causas interessantes da DL_{CO} aumentada, como seguem:

1. Posição supina: raramente a DL_{CO} medida enquanto a pessoa está em posição supina, porém esta posição produz um valor mais alto por causa da perfusão aumentada e o volume sanguíneo dos lobos superiores.
2. Exercício: é difícil para alguém prender a respiração durante 10 segundos enquanto faz exercícios. Contudo, quando isto é conseguido logo após o exercício, a DL_{CO} é aumentada por causa dos volumes sanguíneos pulmonares.

3. Asma: alguns pacientes com asma, especialmente quando livres dos sintomas, possuem uma DL_{CO} aumentada, possivelmente por causa da distribuição mais uniforme do fluxo sanguíneo pulmonar.
4. Obesidade: a DL_{CO} pode estar aumentada em pessoas obesas, especialmente naquelas que são excessivamente obesas. Este aumento é imaginado como devido ao volume sanguíneo pulmonar aumentado.
5. Policitemia: isto é um aumento nas massas de glóbulos vermelhos capilares. Isto essencialmente significa um aumento na área (A) na Equação 1.
6. Hemorragia intra-alveolar: em condições tais como a síndrome de Goodpasture, a hemoglobina nos alvéolos junta-se ao monóxido de carbono para produzir uma captação de monóxido de carbono artificialmente alta, que ocasiona um aumento na DL_{CO} calculada. Na verdade, as medidas seqüenciais da DL_{CO} foram utilizadas para acompanhar aumentos ou diminuições na hemorragia intra-alveolar.
7. Desvios intracardíacos da esquerda para a direita: estes desvios levam ao volume capilar pulmonar aumentado.

4E. CAUSAS DA DL_{CO} AUMENTADA

Qualquer processo que diminua a área da superfície disponível para a difusão ou aumente a membrana capilar-alveolar irá diminuir a DL_{CO} (Fig. 4-1*B* e Equação 1). Na base dessas considerações, as condições que reduzem a capacidade de difusão podem ser determinadas (Quadro 4-1). As causas principais são listadas aqui.

Condições que Diminuem a Área da Superfície

1. Enfisema: embora o volume pulmonar esteja aumentado, as paredes alveolares e capilares estão destruídas e, desse modo, a área da superfície total está reduzida. A redução da DL_{CO} em um paciente com obstrução significativa das vias aéreas sugere fortemente enfisema adjacente.
2. Ressecção pulmonar: se apenas uma pequena porção do pulmão está ressecada (tal como um lobo em um, por outro lado, paciente normal), o recrutamento capilar proveniente do pulmão normal remanescente pode resultar em uma DL_{CO} não-modificada. Se uma área suficiente da superfície capilar for perdida, como na pneumonectomia, a DL_{CO} é reduzida.

QUADRO 4-1 Causas de uma capacidade de difusão diminuída

Área diminuída para a difusão
- Enfisema
- Ressecação pulmonar/do lobo
- Obstrução brônquica
- Embolia pulmonar múltipla
- Anemia

Espessura aumentada da membrana capilar-alveolar
- Fibrose pulmonar idiopática
- Falha cardíaca congestiva
- Asbestose
- Sarcoidose – envolvendo parênquima
- Doença vascular do colágeno – esclerodina, lúpus sistêmico eritematoso
- Alveolite induzida pelas drogas ou fibrose bleomicina, nitrofurantoína, amiodarona, m. sódico
- Pneumonite por hipersensibilidade, incluindo pulmão de fazendeiro
- Histiocitose X (granuloma eosinofílico)
- Proteinose alveolar

Variadas
- Pressão nas costas devida ao monóxido de carbono alto proveniente do fumo
- Gravidez
- Desproporção da ventilação-perfusão

3. Obstrução brônquica: um tumor que obstrui um brônquio obviamente reduz a área e o volume pulmonar. Novamente, a DL_{CO}/V_A pode ser normal.
4. Embolia pulmonar múltipla: ao bloquear a perfusão para os capilares alveolares, a embolia efetivamente reduz a área. Também, a hipertensão pulmonar primária ocasiona uma redução na área capilar.
5. Anemia: através da redução da hemoglobina capilar pulmonar, a anemia também reduz efetivamente a área, como o faz qualquer condição que diminui o volume sanguíneo capilar. A correção normal para homens com anemia é esta equação:

$$DL_{CO}\,(cor) = DL_{CO}\,(nc) \times [10{,}22 + Hb]/[1{,}7 \times Hb] \qquad \text{(Equação 2) [1]}$$

onde cor é corrigida, nc é não-corrigida, e Hb é hemoglobina. Para mulheres, o fator na primeira parte de colchetes é 9,38 em vez de 10,22.

Condições que efetivamente Aumentam a Espessura da Parede

Como será discutido no Capítulo 6, contudo, grande parte da redução na D_{LCO} nestas condições fibróticas é imaginada como sendo devida à desproporção da ventilação e da perfusão.

1. Fibrose pulmonar idiopática: isso é também chamado de alveolite de fibrose criptogênica. Ela espessa a membrana capilar-alveolar e também diminui o volume pulmonar.
2. Falha cardíaca congestiva: nesta desordem, a transudação do líquido para dentro do espaço intersticial (edema do tecido) ou para dentro dos alvéolos prolonga a trajetória para a difusão.
3. Asbestose: isto é uma fibrose pulmonar ocasionada pela exposição ao asbesto.
4. Sarcoidose: isto envolve o parênquima pulmonar.
5. Doença vascular do colágeno: condições tais como escleroderma e lúpus eritematoso provavelmente alteram ou obliteram as paredes capilares, uma situação que efetivamente aumenta a barreira à difusão. Isto pode ser o primeiro teste de função pulmonar a tornar-se anormal nestas condições.
6. Alveolite ou fibrose induzida pelas drogas: bleomicina, nitrofurantoína, amiodarona e metotrexato podem todos estar envolvidos nestas condições.
7. Pneumonite por hipersensibilidade: esta condição inclui o pulmão de fazendeiro.
8. Histiocitose X: esta condição é o granuloma eosinófilo do pulmão ou a histiocitose das células de Langerhans.
9. Proteinose alveolar: os alvéolos são preenchidos com um material fosfolipídeo.

Causas Variadas

1. A tensão alta do monóxido de carbono no sangue de um fumante inveterado pode diminuir a ΔPco ou a pressão de impulso. Isto diminui a D_{LCO} (Equação 1).
2. A gravidez geralmente reduz a D_{LCO} em aproximadamente 15%, porém o mecanismo não está completamente compreendido.
3. Com uma redução isolada, não-explicada, na D_{LCO} (com resultados normais na espirometria e volumes pulmonares normais), a doença vascular pulmonar, tais como a hipertensão pulmonar primária, embolia pulmonar recorrente, ou vasculopatia obliterativa devem ser consideradas.

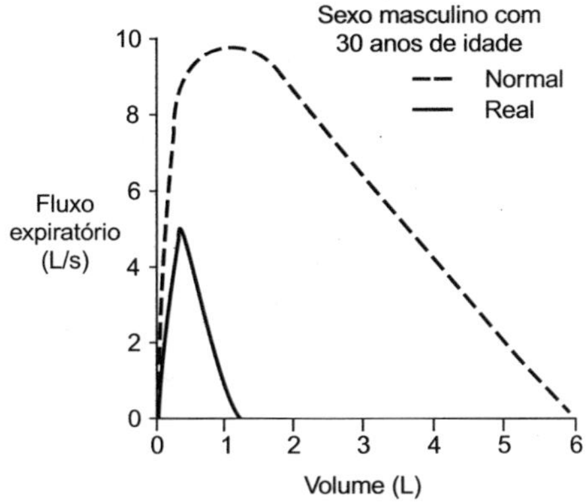

CPT	2,1 L	(28%)
CVF	1,12 L	(19%)
VEF_1	1,04 L	(21%)
VEF_1/CVF	93%	(100%)
VVM	81 L/min	(43%)
DL_{CO}	15mL/mim/mmHg	(43%)
SaO_2	Descanso	95%
	Exercício	88%
Inclinação da curva do FV	7,5	(2-3,0)

FIG. 4-2. Caso de doença restritiva grave. A capacidade pulmonar total (CPT) está marcadamente reduzida, a razão do volume expiratório forçado no primeiro segundo para a capacidade vital forçada (VEF_1/CVF) é normal, a capacidade de difusão do monóxido de carbono do pulmão (DL_{CO}) está reduzida, e a saturação de oxigênio (SaO_2) está diminuída com o exercício. A ventilação voluntária máxima (VVM) não está tão gravemente reduzida como a VEF_1; desse modo, o cálculo da VEF_1 X 40 não funciona nesta situação. A inclinação exagerada da curva de fluxo-volume (FV) e a DL_{CO} reduzida sugere uma causa parenquimal pulmonar da restrição grave. O diagnóstico neste caso foi fibrose pulmonar idiopática. Os números entre parênteses são percentuais do prognóstico, exceto para a inclinação da curva de FV, nas quais os números são um limite.

As Figuras 4-2 até 4-4 apresentam casos nos quais o conhecimento da DL_{CO} é bem útil.

4F. OUTRAS CONSIDERAÇÕES

O teste para a DL_{CO} é bem sensível. Nós encontramos diminuições passageiras de 3 a 5 ml/minuto por mmHg com infecções respiratórias brandas em pessoas normais. Ele é um teste útil para acompanhar o curso dos pacientes com fibrose pulmonar idiopática ou sarcoidose e para avaliar intervenções terapêuticas. O teste também foi utilizado para acompanhar a extensão da hemorragia intra-alveolar em condições tais como a síndrome de Goodpasture.

Alguém pode esperar modificações na DL_{CO} restante como estando proximamente correlacionada com a tensão de oxigênio arterial (PaO_2). Contudo, isto não é sempre desse jeito. Por exemplo, com a ressecção pulmonar a DL_{CO} é reduzida, porém o PaO_2 é geralmente normal. Contudo, uma DL_{CO} restante baixa freqüentemente correlaciona-se com uma diminuição na PaO_2 durante o exercício.

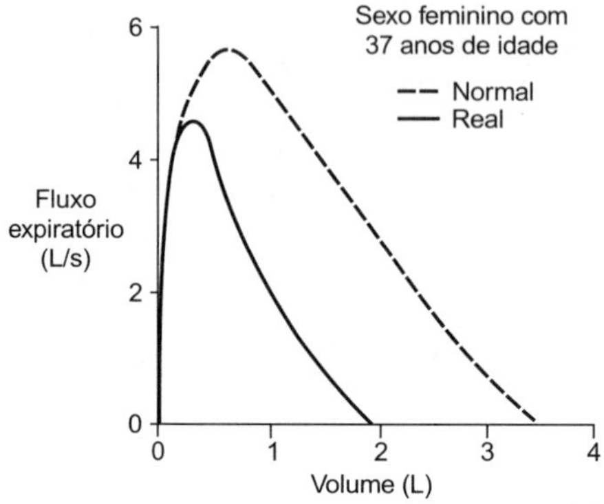

CPT	3,35 L	(71%)
CVF	1,98 L	(57%)
VEF_1	1,70 L	(58%)
VEF_1/CVF	86,3%	(100%)
VVM	50 L/min	(45%)
DL_{CO}	22 mL/mim/mmHG	(96%)
SaO_2	Descanso Exercício	96% 94%
Inclinação da curva do FV	2,94	(2-3,0)

FIG. 4-3. Igual a Figura 4-2, este padrão é consistente com o processo restritivo (CPT, CVF e VEF_1 reduzidas, e uma razão VEF_1/CVF normal). Contudo, ela difere-se do caso na Figura 4-2 no que a DL_{CO} é normal, como é a inclinação da curva do FV. A VVM é também baixa. Um teste posterior revelou uma grave redução na força do músculo respiratório (ver Capítulo 9), consistente com o diagnóstico de esclerose lateral amiotrófica. (As abreviações são definidas na legenda para a Figura 4-2).

DICA: uma DL_{CO} de menos de 50% do prognosticado sugere uma alteração vascular pulmonar do do parênquima pulmonar. Em um paciente com uma radiografia torácica normal e nenhuma evidência de obstrução das vias aéreas, isto deve conduzir a uma investigação posterior, tal como a tomografia computadorizada de alta resolução, para examinar as modificações intersticiais ou um estudo vascular pulmonar, tal como a ecocardiografia, para medir a pressão da artéria pulmonar.

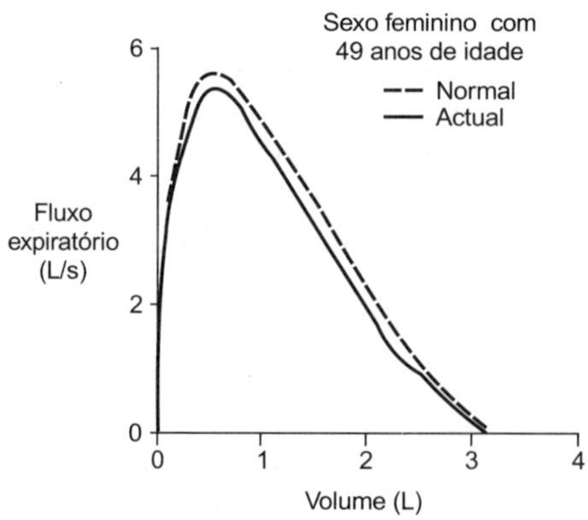

CPT	4,81 L	(102%)
CVF	2,90 L	(92%)
VEF_1	2,37 L	(90%)
VEF_1/CVF	82%	(100%)
VVM	100 L/min	(100%)
DL_{CO}	10mL/mim/mmHg	(45%)
SaO_2	Descanso Exercício	96% 90%
Inclinação da curva do FV	2,2	(2-3,5)

FIG. 4-4. Neste caso não há limitação ventilatória aparente, a área sob a curva do FV sendo normal. Todos os valores do teste são normais exceto pela redução marcante na DL_{CO} e a dessaturação com o exercício. A hipertensão pulmonar primária foi diagnosticada (as abreviações são definidas na legenda para a Figura 4-2).

REFERÊNCIAS

1. American Thoracic Society: Single-breath carbon monoxide diffusing capacity (transfer factor): recommendations for a standard technique – 1995 update. *Am J Respir Crit Care Med* 152:2185-2198, 1995.
2. Crapo RO, Jensen RL, Wanger JS. Single-breath carbon monoxide diffusing capacity. *Clin Chest Med* 22:637-649, 2001.

5

TESTES DE BRONCODILATAÇÃO E BRONCOPROVOCAÇÃO

Quando um paciente submete-se a testes de função pulmonar pela primeira vez, vale quase sempre a pena ter a espirometria executada antes e depois da administração de uma broncoprovocação inalada.

5A. RAZÕES PARA O TESTE DE BRONCODILATADORES

Raramente é contra-indicado administrar um agonista β_2. O brometo de ipratrópio pode ser utilizado se o β_2 for contra-indicado. Os valores principais do teste de broncoprovocação são os que seguem:

1. Se o paciente mostrar uma resposta positiva (ver a seguir), o paciente está propenso a tratar-se mais agressivamente com broncoprovocação e possivelmente com corticosteróides inalados. A melhora pode ser demonstrada ao paciente, e a adesão é freqüentemente aumentada. Contudo, mesmo se nenhuma melhora mensurável ocorrer, um teste terapêutico (duas semanas) de uma broncoprovocação inalada em um paciente com doença obstrutiva pode melhorar os sintomas e os dados objetivos.
2. Pacientes com doença pulmonar obstrutiva crônica (DPOC) que demonstram agudamente uma resposta elevada a uma broncoprovocação foram descobertos como possuindo uma diminuição acelerada na função pulmonar com o tempo. Em tais casos, a terapia agressiva da DPOC parece justificada.

3. Possivelmente o resultado mais importante é a detecção da asma não suspeitada em uma pessoa com resultados abaixo do normal na espirometria.

DICA: alguns pneumologistas acreditam que uma resposta positiva a um broncodilatador na DPOC autoriza um teste com a terapia de corticosteróide, preferivelmente através do aerossol inalado. Embora os corticosteróides inalados sejam comumente utilizados na DPOC, especialmente para pacientes que melhoram com uma broncoprovocação, quatro testes clínicos escolhidos livremente recentes falharam em mostrar benefícios, exceto pelas análises secundárias que mostraram algum alívio dos sintomas da DPOC grave e exacerbações ligeiramente menos freqüentes [1].

5B. ADMINISTRAÇÃO DE UMA BRONCOPROVOCAÇÃO

O agente pode ser administrado seja por uma unidade de nebulização seja pela utilização de um inalador de dosagem medida. A técnica para o inalador é descrita na Figura 5-1.

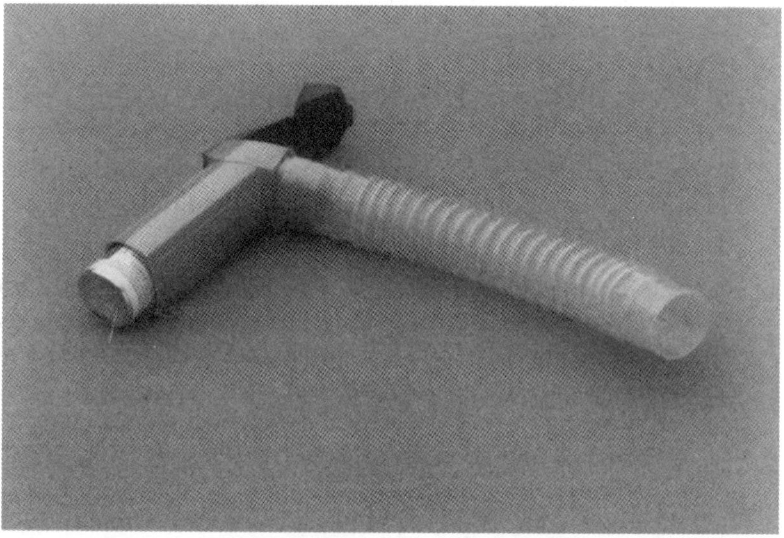

FIG. 5-1. Técnica para a utilização do inalador de medida dosimetrada. Um espaçador de baixo custo de 5 a 6 polegadas é cortado a partir do tubo de ventilação descartável. O paciente é instruído a expirar em direção do volume residual, colocar o tubo na boca com os lábios em volta do tubo e começar uma inspiração lenta, profunda. O inalador de medida dosimetrada é ativado uma vez no início da inspiração, que prossegue até a capacidade pulmonar total. O paciente prende sua respiração durante seis a 10 segundos e então expira sossegadamente. Após poucas respirações normais, o procedimento é repetido.

Idealmente, o paciente não deve ter utilizado uma broncoprovocação antes do teste. A abstinência de seis horas dos agonistas β_2 e anticolinérgicos e de 12 horas dos agonistas β_2 de longa duração, salmeterol e formoterol e metilxantinas é recomendada. O técnico deve sempre registrar se e quando as medicações foram pela última vez ingeridas. A utilização de corticosteróides precisa ser interrompida.

5C. INTERPRETAÇÃO DA RESPOSTA

A *American Thoracic Society* (Sociedade Torácica Americana) define uma resposta significativa à broncoprovocação como uma na qual o volume expiratório forçado no primeiro segundo (VEF_1) ou a capacidade vital forçada (CVF) aumenta para *ambos* em 12% e em 200 ml.

DICA: para avaliar se o aumento na CVF é meramente o resultado de um esforço prolongado, cubra o controle e as curvas do pós-dilatador para que os volumes iniciais sejam os mesmos, como na Figura 5-2*B*. Se existir um ligeiro aumento no fluxo, então o aumento na CVF não é devido somente ao esforço prolongado.

O índice do fluxo expiratório forçado sobre os 50% intermediários da CVF (FEF_{25-75}) é uma medida útil da obstrução das vias aéreas. Ele *não* é um indicador confiável de uma modificação aguda no fluxo expiratório máximo, contudo, por causa da maneira que ele é afetado pelas modificações na CVF, como mostrado na Figura 5-2. As respostas normais e anormais típicas à broncoprovocação inalada são mostradas na Figura 5-3.

5D. EFEITO DO ESFORÇO SOBRE A INTERPRETAÇÃO

Na espirometria de rotina, a mudança de esforço pode ter um efeito enganoso sobre a VEF_1 e sobre a curva de fluxo-volume. Na Figura 5-4 o mesmo paciente executou dois esforços consecutivos aceitáveis de CVF. Durante o primeiro (curva a) o paciente fez um esforço máximo com um fluxo máximo alto e sustentou um esforço máximo durante toda a respiração. Contudo, no outro esforço (curva b), o paciente *inicialmente* expirou com ligeiramente menos do que a força máxima para menos do que um segundo e depois disso aplicou o mesmo esforço máximo igual à curva a. O pico do fluxo expiratório foi ligeiramente menor na curva b, porém o fluxo na curva b excede aquele na curva a em volumes inferiores. Nesta situação, o esforço vigoroso ligeiramente menor pode produzir uma VEF_1, que pode ser 15% mais alta do que o esfor-

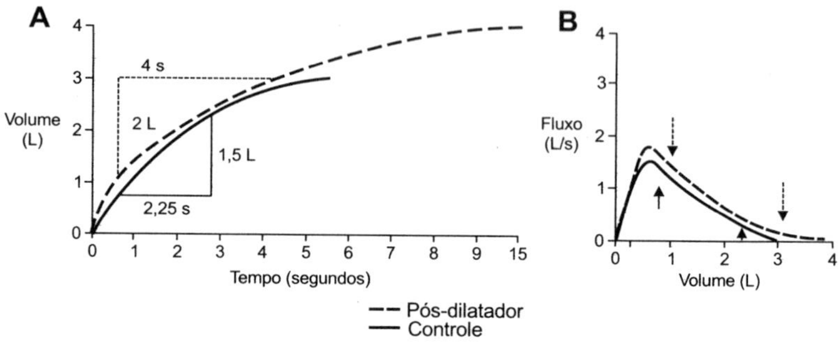

	FEF_{25-75}
Controle	1,5 L ÷ 2,25 s = 0,67 L/s
Pós-dilatador	2,0 L ÷ 4,0 s = 0,5 L/s

FIG. 5-2. Por definição, a FEF_{25-75} (índice do fluxo respiratório forçado) é medida sobre os 50% médios da capacidade vital (**A**). Os espirogramas e as curvas de fluxo-volume mostram um aumento em ambos o fluxo e o volume após a utilização de uma broncodilatação. Ainda o controle FEF_{25-75} (0,67L/s) é maior do que o valor do pós-dilatador (0,5L/s). A razão para este aparente paradoxo pode ser apreciada a partir das curvas de FV (**B**). As *setas sólidas* indicam o limite de volume sobre o qual o controle de FEF_{25-75} é calculado. As *setas pontilhadas* mostram o limite de volume sobre o qual o pós-dilatador FEF_{25-75} é calculado. Os fluxos são menores no final limite de volume de 25 a 75% na curva do pós-dilatador do que aqueles na curva de controle. Mais tempo é gasto nos fluxos baixos, que, por sua vez, leva o pós-dilatador FEF_{25-75} a ser menor do que o valor do controle. **Recomendação:** não utilize o FEF_{25-75} para avaliar a resposta do broncodilatador. Em vez disso, utilize o volume expiratório forçado no primeiro segundo e *sempre* observe as curvas.

ço máximo. Este resultado pode ser interpretado como um efeito de broncodilatador significativo. Todavia, claramente os pulmões e vias aéreas do paciente não sofreram modificações. O aumento na VEF_1 com menos esforço mostrado na curva b pode ser considerado um artefato resultante da ligeira diferença no esforço inicial.

Existe uma explicação psicológica para este aparente paradoxo, e o leitor interessado é referido a Krowka e colaboradores [2], porém é suficiente que alguém esteja alerta para esta ocorrência potencialmente confusa. A melhor maneira de evitar este problema é requerer que todas as curvas de fluxo-volume possuem picos agudos dos fluxos, como na curva a na Figura 5-4, especialmente quando dois esforços são comparados. Exceto por isso, picos do fluxo devem ser bem aproximadamente idênticos. O princípio também se aplica ao teste de broncoprovocação (ver a seguir). Este compor-

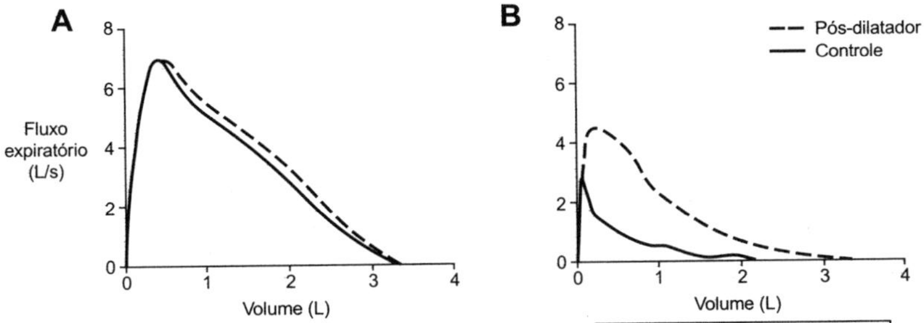

CPT (L)	
Controle	3,5
Pós-dilatador	3,48
Modificação (%)	-1
VEF_1 (L)	
Controle	2,91
Pós-dilatador	2,97
Modificação (%)	+2
VEF_1 /CPT (%)	
Controle	83
Pós-dilatador	85

CPT (L)	
Controle	2,15
Pós-dilatador	3,42
Modificação (%)	+59
VEF_1 (L)	
Controle	0,96
Pós-dilatador	1,97
Modificação (%)	+105
VEF_1 /CPT (%)	
Controle	45
Pós-dilatador	58

FIG. 5-3. Respostas ao broncodilatador inalado. **A.** Resposta normal com -1% de modificação na capacidade vital forçada (VF) e +2% de modificação no volume expiratório forçado no primeiro segundo (VEF_1). **B.** Resposta positiva com um aumento de 59% na VF e um aumento de 105% na VEF_1. A razão VEF_1/VF é relativamente insensível a esta modificação e, portanto, não deve ser utilizada para avaliar a resposta do broncodilatador.

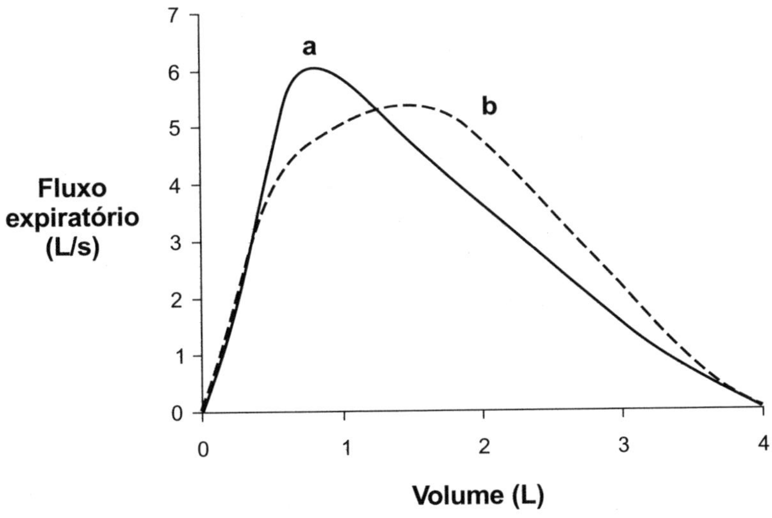

FIG. 5-4. Duas curvas de fluxo-volume consecutivas durante o qual o paciente exerceu esforço máximo (curva a) e então um esforço ligeiramente submáximo (curva b). Observe o pico do fluxo ligeiramente inferior e atrasado, porém fluxos mais altos sobre os volumes inferiores da curva b.

tamento paradoxal pode ser facilmente identificado a partir das curvas de fluxo-volume; é quase sempre impossível reconhecê-lo a partir dos gráficos de tempo-volume.

5E. INDICAÇÕES PARA O TESTE DE BRONCOPROVOCAÇÃO

O propósito do teste de broncoprovocação é detectar o paciente com vias aéreas hiper-reativas. O exemplo clássico de vias aéreas hiper-reativas ocorre no paciente com asma brônquica. Vários danos, como pólens, ar frio, exercício, tabagismo e poeira, levam os músculos suaves das vias aéreas a comprimirem-se e a mucosa a tornar-se inflamada. Respiração ruidosa, dispnéia e tosse são os sintomas clássicos, e o diagnóstico é claro e definido. Contudo, nem todos os pacientes com vias aéreas hiper-reativas encaixam-se nesta figura clínica clássica. Por exemplo, o paciente pode queixar-se apenas de tosse. Em tais pacientes, o teste de broncoprovocação pode ser extremamente útil. A falha em reconhecer a existência de pacientes que não possuem os sintomas clássicos tem contribuído para subutilização da broncoprovocação. As indicações mais comuns para este procedimento são as seguintes:

1. Resultados normais de espirometria e a resposta normal aos broncodilatadores com exceção do histórico sugerem asma com respiração ruidosa ocasional.
2. Tosse crônica que é muitas vezes pior à noite, mas dissociada com a respiração ruidosa. A asma pode apresentar-se desta maneira e pode ser detectada através do teste de broncoprovocação. A resposta à terapia (broncodilatadores inalados e corticosteróides) pode ser gratificante.

DICA: a asma é muitas vezes uma doença noturna. De acordo com alguns especialistas, se uma pessoa não possui os sintomas à noite, por conseguinte a pessoa não possui asma. Contudo, este princípio não se aplica necessariamente, ao paciente com asma induzida pelo exercício ou pelo ar frio.

3. Rigidez torácica episódica muitas vezes acompanhada pela tosse e algumas vezes pela dispnéia. Esta é uma apresentação comum de vias aéreas hiper-reativas sem respiração ruidosa, uma variante da asma.
4. Asma oculta, que deve sempre estar no diagnóstico diferencial da dispnéia não-explicada.

5. Episódios recorrentes de frios torácicos, bronquite, ou pneumonia recorrente com infiltrações que não ocorrem nas mesmas regiões dos pulmões. Isto pode ocorrer com a asma oculta. Vias aéreas hiper-reativas detectadas e tratadas nesta situação podem levar a uma melhora clínica substancial.
6. Diminuição não-explicada na tolerância ao exercício, não percebida como dispnéia e ocorrendo muitas vezes no ar frio. O exercício e o ar frio são gatilhos bem conhecidos da asma.

O teste de broncoprovocação é muitas vezes positivo em pacientes com rinite alérgica, sarcoidose (50% dos casos), DPOC e fibrose cística.

DICA: é muitas vezes inteligente seguir uma linha limítrofe ou uma resposta de broncoprovocação moderadamente positiva a broncoprovocação à metacolina. Uma mulher de 52 anos de idade tinha um histórico de tosse e brevidade de respiração. Os testes iniciais foram normais nesta não-fumante e havia apenas um aumento de 9% na VEF_1, após uma broncoprovocação. Contudo, a broncoprovocação à metacolina resultou em uma diminuição de 38% na VEF_1 associada à tosse e dispnéia, ambas as quais foram revertidas pelo broncodilatador. A paciente claramente sofria de asma.

5F. PROCEDIMENTO PARA O TESTE DE BRONCOPROVOCAÇÃO

O agente mais comumente utilizado para a broncoprovocação é a metacolina inalada, uma droga colinérgica que estimula receptores muscarínicos e causa contração do músculo suave nas vias aéreas. O grau ao qual o músculo suave contrai depende de sua reatividade e é refletido na magnitude da diminuição no fluxo expiratório, geralmente quantificada pela medida da VEF_1.

Na exposição a um alérgeno, um paciente com asma pode experimentar uma diminuição inicial (dentro de poucos minutos) no fluxo expiratório, que é chamada de resposta "imediata". Isto é o que é medido no teste de broncoprovocação. Ele pode ser bloqueado pelos broncodilatadores e pelo cromogluato dissódico. Na asma, pode haver também uma resposta "tardia" ou "atrasada", que geralmente ocorre de quatro a 12 horas após a exposição; ela reflete a resposta inflamatória das vias aéreas. Esta resposta pode ser bloqueada pelos corticosteróides ou pelo cromogliato dissódico e não é extraída pela metacolina. Alérgenos, tais como pólen, podem extrair a resposta ou ambas as respostas a "inicial" e a "tardia". Embora a metacolina provoca apenas a fase inicial da resposta das vias aéreas hiper-reativa asmática clássica, ela apesar disso é uma excelente prognosticadora da presença da asma. Desse modo, um resultado positivo no teste de broncoprovocação a metacolina é um indicativo de

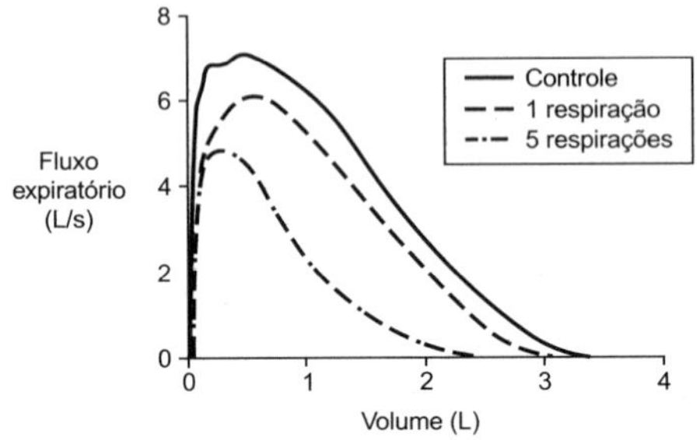

	Controle	1 respiração	5 respirações
CPT (L)	3,49	3,1	2,47
VEF_1 (L)	2,86	2,54	1,82
VEF_1 (% de diminuição)		11	36
VEF_1/CPT (%)	82	82	74

FIG. 5-5. Resultados do teste de broncoprovocação em uma mulher de 43 anos de idade que tinha um histórico de tosse persistente, freqüentemente à noite. Ela negava a respiração ruidosa, porém possuía dispnéia branda com o esforço. Uma respiração de metacolina produzia um deslocamento em paralelo na curva do FV, nenhuma modificação na razão do volume expiratório forçado em um segundo para a capacidade vital forçada (VEF_1/CUF), uma diminuição de 11% na VEF_1, e rigidez torácica branda. A ela foram ministradas quatro respirações adicionais de metacolina e a tosse e a rigidez torácica desenvolveram-se, porém não havia respiração ruidosa audível. Este é um resultado de teste positivo com uma diminuição de 36% na VEF_1. Observe que em cinco respirações, a curva do FV mostra curetagem e não está mais em paralelo com a curva de controle. A curva após uma respiração demonstra que a broncoconstrição branda pode produzir apenas uma suave diminuição na VEF_1 e nenhuma mudança na razão VEF_1/CUF (ver seção 3E, página 35 e Fig. 3-8*A*, página 38). A constrição posterior (a curva após cinco respirações) leva a uma curva de FV que é clássica para a obstrução, com curetagem, uma VEF_1 baixa, e uma razão VEF1/CUF diminuída.

ataques de asma provocados, por exemplo, por ar frio, exercício, pólens ou infecção. Um exemplo de um estudo de broncoprovocação à metacolina positivo é ilustrado na Figura 5-5.

Protocolos rigorosos foram desenvolvidos para o teste de broncoprovocação [3]. Clinicamente, o objetivo é para determinar se o paciente possui asma. Para este propósito, nós favorecemos um procedimento de triagem simples tal como o descrito por Parker e colaboradores [4] em 1965. O procedimento é o que se segue:

1. Cinco mililitros de uma solução de 25 mg/ml de cloreto de metacolina em uma solução salina normal são recentemente preparados, e de 2 a 3 ml são

colocados em um nebulizador padrão. Não é aconselhável sujeitar um paciente à broncoprovocação se o VEF_1 de base for inferior a 65% do previsto. Se o VEF_1 estiver entre 65 e 75% do previsto, o teste é realizado com cautela. Se há suspeita de vias aéreas muito hiper-reativas, uma concentração de 5 mg/ml ou inferior é utilizada em vez de 25 mg/ml. A concentração baixa é utilizada em crianças, que muitas vezes demonstram uma resposta muito rigorosa.

2. A espirometria de base é executada para obter-se um VEF_1 reproduzível. A pessoa por conseguinte inala uma respiração profunda de metacolina, prende sua respiração por cinco a 10 segundos, e então, respira sossegadamente.
3. A espirometria é repetida em um minuto para obter-se duas medidas reproduzíveis do VEF_1. Se o VEF_1 diminuiu em 20%, o resultado é positivo. Se o VEF_1 diminuiu menos do que 15%, mais quatro respirações de metacolina são inaladas. Se a diminuição está entre 15 e 19%, apenas mais duas respirações são inaladas.
4. A espirometria é repetida em um minuto.

A resposta é *positiva* se o VEF_1 diminuir cerca de 20% ou mais do controle. Neste caso, um agonista β_2 é administrado para reverter o efeito da metacolina.

Técnicos devem sempre observar se a metacolina ocasiona sintomas, tais como rigidez torácica, ardência substernal, tosse ou respiração ruidosa. Se os sintomas do paciente são reproduzíveis, porém a diminuição no VEF_1 é menos do que isto, porém próxima de 20% (15-19%), nós estamos inclinados a considerar que uma base resultou positiva.

Médicos precisam sempre estar alertas para o efeito surpreendente da dependência do esforço do VEF_1 (ver página 53 a Fig. 5-4). Por exemplo, um esforço de controle que é menos do que máximo pode produzir um valor do VEF_1 que é falsamente alto comparado com o valor em um esforço verdadeiramente máximo após a inalação de metacolina. Uma diminuição no VEF_1 nesta situação pode ser devida ao esforço variado e não às vias aéreas hiper-reativas.

Existem, é claro, modificações para esta abordagem que podem ser consideradas. Por exemplo, em um paciente que se torna dispnéico ou possui rigidez torácica quando faz trilhas com esqui, o ar frio pode ser a causa. A espirometria de base precisa ser executada. O paciente então precisa caminhar ou correr lentamente ao ar livre para reproduzir os sintomas, e um novo teste é feito imediatamente após o paciente ir para um ambiente interno. A questão se a exposição ao local de trabalho está causando sintomas pode de maneira similar ser avaliada fazendo-se o teste antes e imediatamente após o trabalho.

Também, os seguintes pontos precisam ser mantidos com atenção:

1. Pacientes normais podem mostrar um aumento passageiro (durante vários meses) na reatividade brônquica após infecções virais respiratórias, mas elas não possuem, necessariamente, asma. Este fenômeno é chamado de síndrome da hipersensibilidade das vias aéreas pós-viral, e geralmente ela responde bem à broncoprovocação inalada e à terapia com corticosteróides.
2. Em alguns pacientes com asma, inspirações profundas, tais como as que ocorrem nas manobras CVF, podem ocasionar broncoconstrição. Isto pode levar a uma diminuição progressiva na CVF e na VEF_1 em esforços repetidos durante o teste de rotina.
3. Pacientes com vias aéreas hiper-reativas (que é, um resultado positivo sobre o teste de broncoprovocação à metacolina) podem ter uma exacerbação da asma ou um grave ataque de asma se for ministrado um agente bloqueador β-adrenérgico. Por exemplo, esta situação foi reportada com a utilização de colírios para o tratamento de glaucoma, no qual os colírios contêm um antagonista β-adrenérgico.
4. Muitos pacientes com DPOC ou bronquite crônica possuem um aumento na reatividade brônquica. Seus resultados sobre a broncoprovocação à metacolina irão geralmente situar-se entre aqueles de pacientes normais e de pacientes com asma. A anamnese clínica é em geral suficientemente diferente nos dois grupos para permitir uma distinção; todavia, pode ocorrer uma sobreposição considerável, levando à confusão no diagnóstico e no tratamento.
5. A reatividade das vias aéreas pode variar com o tempo. A sensibilidade das vias aéreas na asma melhora com a terapia com corticosteróides inalada a longo prazo. O grau de sensibilidade correlaciona-se ao grau do estreitamento das vias aéreas porque as vias aéreas estreitadas precisam comprimir-se apenas levemente para aumentar marcadamente a resistência.

REFERÊNCIAS

1. The Lung Health Study Research Group. Effect of inhaled triamcinolone on the decline in pulmonary function in chronic obstrutive pulmonary disease. *N Eng J Med* 343:1902-1909, 2000.
2. Krowka MJ, Enright PL, Rodarte JR, Hyatt RE. Effect of effort on measurement of forced expiratory volume in one second. *Am Rev Respir Dis* 136: 829-833, 1987.

3. Crapo RO, Casaburi R, Coates AL, et al. Guidelines for methacholine and exercise challenge testing-1999. *Am J Respir Crit Care Med* 161:309-329, 2000.
4. Parker CD, Bilbo RE, Reed CE. Methacholine aerosol as test for bronchial asthma. *Arch Intern Med* 115:452-458, 1965.

6

GASES SANGUÍNEOS ARTERIAIS

A análise do gás sanguíneo arterial é executada para responder a várias questões clínicas: é a troca de gases normal? Existe retenção de dióxido de carbono no paciente com doença pulmonar obstrutiva crônica (DPOC), asma grave, ou doença restritiva grave? Existe hipoxemia (saturação de oxigênio baixa)? A saturação diminui com o exercício? Qual é o estado do ácido-base?

Vários aspectos importantes precisam ser considerados para obter-se e manusear-se espécimes sanguíneas arteriais. O laboratório deve sempre indicar no formulário de registros se o paciente estava respirando ar ambiente ou uma concentração aumentada de oxigênio. Como colocado na seção 3B (página 29), a tensão do oxigênio arterial pode ser menor na posição supina que na posição ereta. Portanto, a postura do paciente deve ser observada. O paciente não deve estar nem hiperventilado nem prendendo sua respiração. O espécime não deve conter quaisquer bolhas, e deve ser rapidamente congelado e prontamente analisado. Precauções similares aplicam-se à análise do pH do líquido da pleura quando o enfisema é uma possibilidade.

6A. TENSÃO DO OXIGÊNIO ARTERIAL

Existem quatro passos principais na transferência do oxigênio a partir do ar inalado para os tecidos:

1. A *ventilação* dos alvéolos deve ser adequada.
2. Dentro do pulmão, o ar inalado deve entrar em contato com o sangue venoso; isto é, deve haver uma *combinação da ventilação (V) com a perfusão (Q)* adequada.

3. Deve haver *difusão* do oxigênio através da parede alveolar para dentro da hemoglobina nos glóbulos vermelhos (ver Capítulo 4).
4. A hemoglobina oxigenada deve então ser transportada através do sistema cardiovascular para os tecidos.

Os dois primeiros passos são discutidos neste capítulo. O transporte ou a supostamente chamada respiração interna lida com o conteúdo de oxigênio no sangue, o rendimento cardíaco e a distribuição do fluxo sanguíneo para os órgãos, e este tópico está fora do campo de conhecimento deste livro.

A tensão do oxigênio no sangue arterial (PaO_2) reflete a adequação da transferência de oxigênio do ar ambiente para o sangue. Em adultos jovens normais, os valores da PaO_2 no nível do mar variam de 85 até 100 mmHg. Os valores diminuem ligeiramente com a idade, para cerca de 80 mmHg aos 70 anos. A *hipoxemia* ocorre quando a PaO_2 é menor do que estes valores. A curva de dissociação do oxigênio é útil na consideração da hipoxemia. A Figura 6-1 mostra os valores médios para a tensão de oxigênio do sangue venoso misto (v ~ PvO_2 = 40 mmHg, saturação de 75%) e do sangue arterial (a ~ PaO_2 = 100 mmHg, saturação de 96%). A curva é bem íngreme no e abaixo do ponto venoso onde pequenas modificações na tensão de oxigênio produzem uma mudança dramática no conteúdo de oxigênio no sangue, portanto, a saturação. De modo oposto, nas tensões de oxigênio de mais de 60 a 70 mmHg, grandes modificações na tensão possuem um efeito relativamente pequeno na

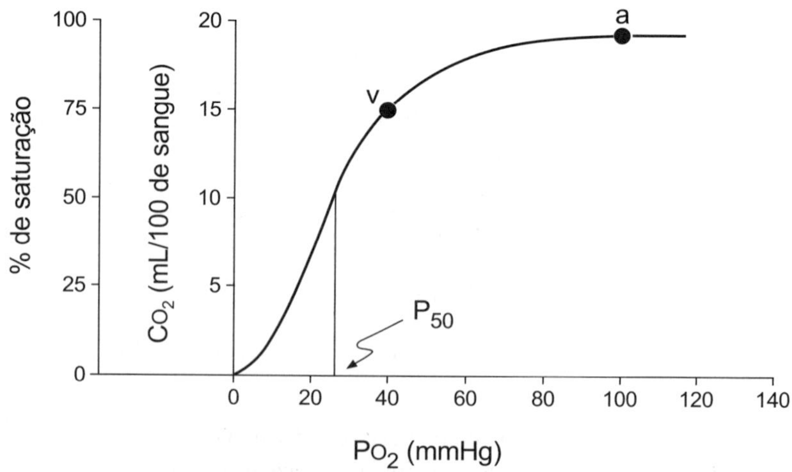

FIG. 6-1. A curva de dissociação de oxiemoglobina para a hemoglobina que plota a saturação de oxigênio contra a pressão parcial de oxigênio (PO_2) e também o conteúdo de oxigênio (CO_2). O P_{50} é a pressão parcial de oxigênio que resulta em 50% de saturação de hemoglobina. A, sangue arterial; v, sangue venoso misto. (De AE Taylor, K Rehder, RE Hyatt, et al [eds]. *Clinical Respiratory Physiology.* Philadelphia: Saunders, 1989. Com permissão do editor).

saturação. Conseqüentemente, muito pouco oxigênio adicional pode normalmente ser adicionado ao sangue ao utilizar tensões de oxigênio altamente inspiradas. A cianose não é apreciada com facilidade até que a saturação tenha diminuído para menos de 75%.

As quatro causas comuns de hipoxemia que ocorrem com a tensão de oxigênio inspirada *normal* são a hipoventilação, desequilíbrio da ventilação-perfusão ($\dot{V}/\dot{Q}$), *shunt*, e difusão prejudicada.

Hipoventilação

Isto se refere especificamente à hipoventilação *alveolar*. Existem duas características importantes, distinguíveis da hipoventilação alveolar. Uma característica é que a tensão do dióxido de carbono arterial ($PaCO_2$) é sempre aumentada. A seguinte equação simples define a relação entre a $PaCO_2$ e a ventilação alveolar (Va) e a produção de dióxido de carbono pelo corpo ($\dot{V}CO_2$) ("k" é uma constante):

$$PaCO_2 \times \frac{\dot{V}CO_2}{\dot{V}A} \qquad \text{(Equação 1)}$$

Presuma que $\dot{V}CO_2$ permaneça constante. Quando ($\dot{V}a$) diminui, a $PaCO_2$ deve aumentar. De maneira similar, um aumento no $\dot{V}CO_2$ pode aumentar a $PaCO_2$.

Uma maneira de imaginar a ventilação alveolar é a que segue. Quando uma pessoa inala uma respiração de volume corrente (VC designado), uma certa quantidade desta respiração não alcança os alvéolos que trocam o gás. Uma porção permanece nas vias aéreas superiores, traquéia e brônquios e uma porção pode dirigir-se para os alvéolos com nenhuma perfusão (especialmente na doença), para que a troca de gás não ocorra em ambos os casos. Esta fração do VC inalado é referida como sendo o volume do espaço morto (Vm). O Vm é pequeno em condições normais, mas aumentado em doenças como enfisema e bronquite crônica. Se a ventilação total ($\dot{V}e$) é definida como ventilação medida na boca, então

$$\dot{V}A = \dot{V}E - \dot{V}E\left(\frac{VD}{VC}\right) \qquad \text{(Equação 2)}$$

Isto é, ventilação alveolar é a ventilação total menos a quantidade ventilada no espaço morto. Dessa maneira, $\dot{V}a$ na Equação 1 é diminuída por um decréscimo na $\dot{V}e$ ou por um aumento na VD/VC.

A segunda característica é que a hipoxemia devida à hipoventilação alveolar pode sempre ser corrigida aumentando-se a concentração de oxigênio inspirado. Um aumento de aproximadamente 1 mmHg na tensão do oxigênio inspirado produz um aumento de 1 mmHg na tensão do oxigênio arterial. O oxigênio inspirado pode ser aumentado várias centenas de milímetros de mercúrio, e a hipoxemia é facilmente corrigida. Algumas das causas mais comuns de hipoventilação estão listadas no Quadro 6-1; todas refletem anormalidades na função da bomba respiratória.

A hipoventilação pode ser identificada como uma causa da hipoxia com a utilização da equação do ar alveolar:

$$P_{AO_2} = (P_{atm} - P_{H_2O})\,F_{IO_2} - \left(\frac{P_{ACO_2}}{RQ}\right) \quad \text{(Equação 3)}$$

onde P_{AO_2} é a pressão parcial do oxigênio nos alvéolos, Patm é a pressão atmosférica, P_{H_2O} é a pressão parcial da água (47 mmHg na temperatura corporal), F_{IO_2} é a fração do oxigênio inspirado, P_{ACO_2} é a pressão parcial do dióxido de carbono nos alvéolos e QR é o quociente respiratório (geralmente de 0,7 a 0,8 com uma alimentação normal). P_{AO_2}–P_{aO_2} é geralmente chamada de gradiente A-a ou (A–a) D_{O_2}. Ela é tipicamente menor do que 10 em uma pessoa jovem e menos do que 20 em uma pessoa mais velha. Se for normal, a hipoxia é devida à hipoventilação ou a uma F_{IO_2} baixa. Se for alta, a hipoxia pode ser devida a uma incompatibilidade de $\dot{V}/\dot{Q}$, desvio ou impedimento da difusão.

Desequilíbrio da Ventilação-Perfusão

Em vez da situação normal na qual volumes aproximadamente iguais de ar e sangue venoso se dirigem todos para os alvéolos, uma disparidade (desequilíbrio) pode desenvolver-se. O fluxo sanguíneo aumentado ($\dot{Q}$) pode dirigir-se para os alvéolos cuja ventilação ($\dot{V}$) é reduzida. Ao contrário, a ventilação aumentada pode ir para áreas com fluxo sanguíneo reduzido. O resultado em ambos os casos é a troca de gás prejudicada, muitas vezes de um grau significativo. Na incompatibilidade hipotética principal, todo o sangue dirige-se para um pulmão e toda a ventilação para o outro, uma situação incompatível com a vida. Na situação da vida real, a hipoxemia devida ao desequilíbrio de $\dot{V}/\dot{Q}$ pode ser melhorada e geralmente corrigida pelas concentrações aumentadas de oxigênio inspirado a menos que a incompatibilidade seja extrema.

O desequilíbrio de $\dot{V}/\dot{Q}$ é a causa mais comum de hipoxemia encontrada na prática médica. Ela explica a hipoxemia na bronquite crônica, enfisema e asma. Ela esclarece também muito da hipoxemia da doença pulmonar intersticial e no edema pulmonar.

Estimar o grau e o tipo de desequilíbrio é algo complexo e está além do alcance deste livro. Basta isto para dizer, um *aumento* na (A-a)D_{O_2} sugere muito mais vezes a existência de regiões no pulmão com uma razão $\dot{V}/\dot{Q}$ baixa, devido à perfusão que excede a ventilação. O suposto espaço morto fisiológico (V_D) pode também ser estimado; um aumento implica na existência de regiões do pulmão com uma razão $\dot{V}/\dot{Q}$ alta devido a um aumento relativo na ventilação. Para perseguir este assunto interessante mais a fundo, o leitor deve consultar um texto padrão de fisiologia respiratória.

Shunt da Direita para a Esquerda

Nesta situação, uma quantidade de sangue venoso desvia totalmente dos alvéolos. O desvio *(shunt)* pode ser extrapulmonar, como da deficiência septal atrial ou na tetralogia de Fallot, ou ele pode ocorrer dentro do pulmão, como fístulas arteriovenosas na telangiectasia hemorrágica hereditária (a síndrome de Osler-Weber-Rendu). O fluxo sanguíneo através de uma região de consolidação pneumônica total ou atelectasia constitui também um desvio *(shunt)* da direita para a esquerda. No *shunt*, a hipoxemia *não pode* ser abolida ao respirar-se 100% de oxigênio.

Alteração da Difusão

A difusão é discutida em detalhes no Capítulo 4. Como mencionado anteriormente, o desequilíbrio da $\dot{V}/\dot{Q}$ pode contribuir para a redução da capacidade de difusão que é medida no laboratório. Respirar uma alta concentração de oxigênio pode geralmente corrigir a hipoxemia ocasionada pelo impedimento na difusão.

Causas Variadas

Existem também causas variadas de hipoxemia. O paciente com DPOC e pneumonia possui ambos o desequilíbrio de $\dot{V}/\dot{Q}$ e o *shunt* da direita para a esquerda. O paciente com fibrose pulmonar possui ambas uma deficiência na difusão e a incompatibilidade de $\dot{V}/\dot{Q}$.

6B. TENSÃO NO DIÓXIDO DE CARBONO ARTERIAL

Os valores normais para a Pa_{CO_2} variam de 35 a 45 mmHg e, de maneira diferente da Pa_{O_2}, não são afetados pela idade. A Figura 6-2 contrasta a curva de dissociação do dióxido de carbono com aquela do oxigênio. A curva do dióxido de carbono não possui platô. Dessa maneira, o conteúdo de dióxido de carbono do sangue é fortemente dependente da Pa_{CO_2}, que por sua vez é distintamente sensível ao nível da ventilação alveolar (Equação 1).

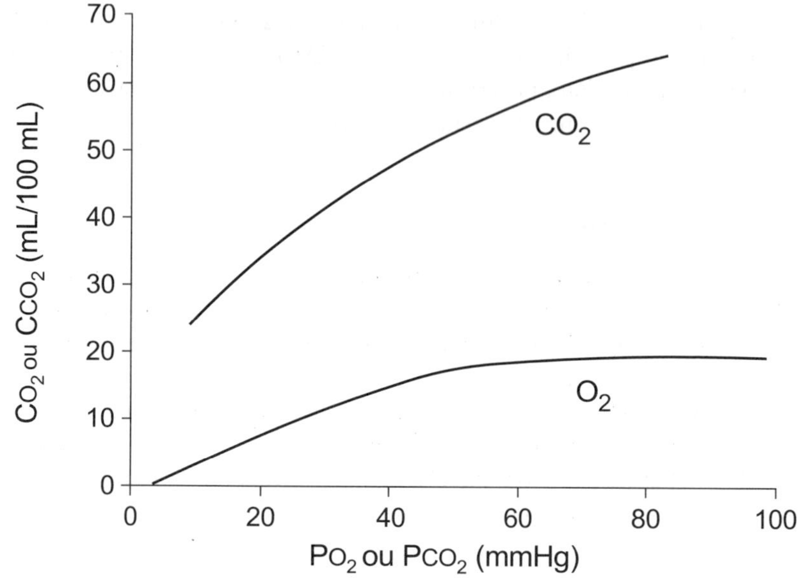

FIG. 6-2. Comparação da forma das curvas de dissociação de oxiemoglobina e de dióxido de carbono. A inclinação da curva de dissociação do dióxido de carbono é cerca de três vezes mais íngreme do que a curva de dissociação de oxiemoglobina. CCO_2 é o conteúdo de dióxido de carbono do sangue, CO_2 é o conteúdo de oxigênio do sangue, e PCO_2 e PO_2 são as pressões parciais do dióxido de carbono e do oxigênio no sangue, respectivamente. (Modificado de JB West [ed]. *Respiratory Physiology – The Essentials* [3rd edition]. Baltimore: Williams & Wilkins, 1985. Com permissão do editor.)

A hipercarpnia (que é, retenção de dióxido de carbono com $PaCO_2$ aumentada) pode resultar de um ou outro de dois mecanismos. O primeiro mecanismo, a hipoventilação (Quadro 6-1), é mais prontamente compreendido. A seção 6A explica que a $PaCO_2$ é inversamente proporcional à ventilação alveolar (Equação 1). Quando a ventilação alveolar diminui, a $PaCO_2$ aumenta.

O segundo mecanismo é que o desequilíbrio da $\dot{V}/\dot{Q}$ grave pode também levar à retenção de dióxido de carbono. Quando a PaO_2 diminui como um resultado do desequilíbrio de $\dot{V}/\dot{Q}$, como discutido anteriormente, a $PaCO_2$ aumenta. Isto ocorre comumente em pacientes com DPOC. Contudo, em alguns pacientes a ventilação aumenta para manter uma $PaCO_2$ normal. A PaO_2 também melhora um pouco. Estes são os supostos *pink puffer*. Em outros pacientes com DPOC, a $PaCO_2$ aumenta, e a PaO_2 diminui, como um resultado do deseqilíbrio de $\dot{V}/\dot{Q}$. Estes são os clássicos "*blue bloaters*", os hipoventiladores cianóticos. É claro, muitos pacientes com DPOC possuem um curso entre estes dois extremos.

QUADRO 6-1 **Algumas causas da hipoventilação alveolar**

Depressão do sistema nervoso central ocasionada pelas drogas, anestesia e hipotireoidismo

Desordens do centro respiratório medular ocasionado pelo trauma, hemorragia, encefalite, derrame e tumor

Desordens do controle respiratório tais como apnéia do sono e a síndrome da hipoventilação na obesidade

Trauma torácico com tórax frouxo, cifoescoliose, toracoplastia

Doença neuromuscular afetando os nervos eferentes (tais como poliomielite, síndrome de Guillain-Barré e esclerose lateral amiotrófica); a junção neuromuscular (tal como a miastenia grave); ou os músculos respiratórios (tais como distrofia muscular, deficiência de maltase ácida e outras miopatias)

6C. pH ARTERIAL

O pH é o logaritmo negativo da concentração de íon de hidrogênio. Isto significa que na acidose (pH baixo) existe um aumento nos íons H^+. O contrário vale para a alcalose, com sua diminuição nos íons H^+ e no pH aumentado.

O estado de ácido-base do sangue é classicamente analisado em termos da equação de Henderson-Hasselbalch para o sistema de tampão de bicarbonato, que ressalta a importância da pressão arterial parcial do dióxido de carbono (PCO_2).

$$pH = pK + \log \frac{[HCO_3^-]}{0{,}03\ PCO_2} \qquad \text{(Equação 2)}$$

O pK é uma constante relacionada com a dissociação do ácido carbônico. Observe que com o bicarbonato constante, os aumentos no PCO_2 abaixam o pH. Em vez disso, abaixando o PCO_2 ao aumentar a ventilação produz-se alcalose (pH aumentado).

As alterações respiratórias no estado do ácido-base estão relacionadas com a eliminação de dióxido de carbono. Anormalidades metabólicas, contudo, vinculam um ganho ou uma perda do ácido fixado ou bicarbonato no líquido extracelular. As alterações metabólicas no equilíbrio do ácido-base são rapidamente compensadas pela alternação da quantidade do dióxido de carbono eliminado pela ventilação. Isto é seguido pela eliminação mais pausada pelos rins do excesso de ácido ou base.

O diagrama do pH-$[HCO_3^-]$ mostrado na Figura 6-3 é uma maneira útil de observar a resposta do corpo às alterações no ácido-base. Ele é uma representação gráfica da equação de Henderson-Hasselbalch. São mostradas três li-

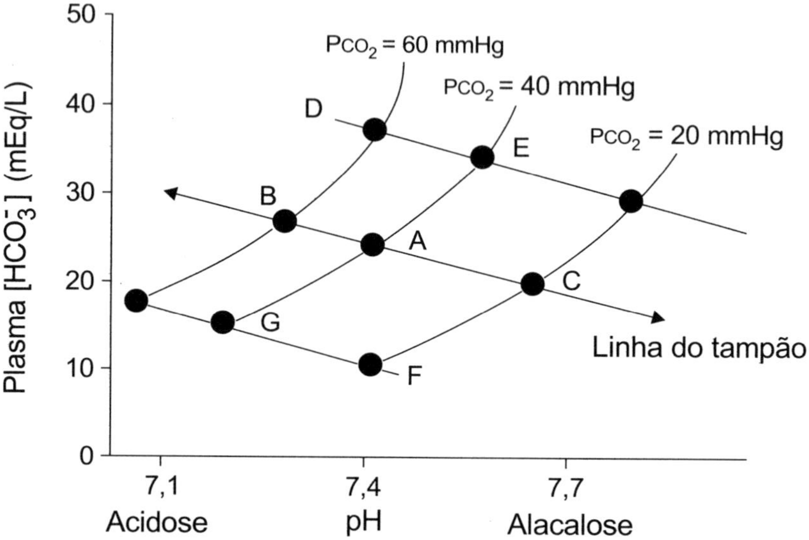

FIG. 6-3. Diagrama de Davenport mostrando $[HCO_3^-]$ como uma função do pH e a pressão parcial do dióxido de carbono (P_{CO_2}). (De AE Taylor, K Rehder, RE Hyatt, et al [eds]. *Clinical Respiratory Physiology.* Philadelphia: Saunders, 1989. Com permissão do editor.)

nhas de tampão diferentes (anguladas para baixo e para a direita) definindo o $[HCO_3]$ e a resposta do pH resultante do ácido metabólico adicionado ou base ao plasma. São também mostradas três linhas (anguladas para cima e para a direita) relacionando pH para $[HCO_3]$ para três níveis de P_{CO_2}. O ponto A indica a situação normal: pH = 7,4, $[HCO_3]$ = 24 mEq/L, e P_{CO_2} = 40 mmHg.

Mecanismos de Compensação

1. Acidose respiratória: o Ponto B na Figura 6-3 mostra o resultado da hipoventilação aguda; a P_{CO_2} aumenta, e o pH diminui. O rim procura compensar para a acidose quando a hipoventilação se torna crônica, como na DPOC, ao conservar o $[HCO_3]$. O resultado é que o ponto B se move em direção ao ponto D, e o pH retorna em direção ao normal.
2. Alcalose respiratória: o ponto C mostra o que ocorre com a hiperventilação aguda; a P_{CO_2} diminui, e o pH aumenta. À medida que a hiperventilação persiste, por exemplo, durante a aclimatação à altitude, os rins excretam $[HCO_3]$, e como previsto a partir da Equação 2, o pH é normalizado de C em direção à F.

3. Acidose metabólica: o ponto G representa a acidose devida à acumulação dos ácidos fixados com um abaixamento do plasma [HCO_3^-]. O sistema respiratório tenta compensar aumentando a ventilação, abaixando dessa maneira a P_{CO_2} e movendo-se do G em direção ao F. O exemplo clássico é a hiperpnéia da acidose diabética.
4. Alcalose metabólica: perda de ácidos fixos, como no vômito repetido, ocasiona um deslocamento de A para E. A resposta ventilatória é uma diminuição na ventilação resultante em um aumento na P_{CO_2} e o movimento de E em direção à D.

6D. UMA ABORDAGEM ALTERNATIVA PARA A ANÁLISE DO ÁCIDO-BASE

Uma abordagem alternativa para o diagrama de Davenport é preferida por alguns e pode ser mais fácil de utilizar-se o ambiente hospitalar. Nem todos os laboratórios que executam a análise do gás sanguíneo arterial possuem um co-oxímetro para determinar o nível do bicarbonato. O nível do bicarbonato pode ser calculado com a equação de Henderson, na qual [H^+] é a concentração do íon de hidrogênio:

$$[H^+] = 24 \times \frac{P_{CO_2}}{[HCO_3^-]} \qquad \text{(Equação 3)}$$

Isto pode ser rearranjado para calcular a concentração de bicarbonato:

$$[HCO_3^-] = 24 \times \frac{P_{CO_2}}{[H^+]} \qquad \text{(Equação 4)}$$

A concentração de íon de hidrogênio (na mEq) pode ser calculada a partir do pH. Os valores típicos são listados no Quadro 6-2. Os valores interme-

QUADRO 6-2 Relação do pH com a concentração de íon de hidrogênio

pH	*[H⁺]*
7,50	32
7,40	40
7,30	50
7,22	60
7,15	71
7,10	79
7,05	89
7,00	100

diários podem ser calculados pela interpolação. Uma vez que os valores do bicarbonato, do pH e da P_{CO_2} são encontrados, o estado do ácido-base pode ser determinado, e as causas respiratórias e metabólicas da acidose e a alcalose podem ser distinguidas, como discutido na seção 6C e na Figura 6-3. Uma discussão completa dos distúrbios do ácido-base está além do alcance deste livro.

6E. CONSIDERAÇÕES ADICIONAIS

Muitos laboratórios de gás sanguíneo utilizam um co-oxímetro para medir a hemoglobina total (Hb), a saturação de hemoglobina, a carboxiemoglobina (COHb) e metemoglobina (MetHb) e para calcular o bicarbonato e a capacidade de carregar oxigênio arterial (Ca_{O_2}). Na sala de emergência, a medida do COHb e MetHb é valiosa para a detecção do envenenamento do monóxido de carbono e a toxicidade provenientes de várias medicações que ocasionam a metemoglobonemia. Na unidade de cuidado intensivo, os valores do gás sanguíneo arterial são freqüentemente verificados, e os resultados de co-oxímetro muitas vezes fornecem o primeiro sinal de perda sanguínea em pacientes que possuem um alto risco de hemorragia gastrintestinal.

Os procedimentos mandados e as inspeções sob o Clinical Laboratories Improvement Act (Ato de Melhoramento dos Laboratórios Clínicos) têm melhorado o controle de qualidade nos laboratórios de gás sanguíneo arterial. Os médicos devem estar cientes dos tecidos relacionados com a contaminação de amostras e o ajuste do calibre da instrumentação médica. Uma regra útil é que a soma da P_{CO_2} e a P_{O_2} não deve exceder aproximadamente 150 mmHg com a pessoa respirando ar ambiente. Se a soma for mais do que isso, o ajuste do calibre do instrumento deve ser verificado.

6F. ALGUNS POSSÍVEIS PROBLEMAS

Caso 1

Os seguintes resultados do gás sanguíneo são provenientes de um paciente de 40 anos de idade que estava sentado quando o sangue arterial foi extraído:

Pa_{O_2} = 110 mmHg

Pa_{CO_2} = 30 mmHg

pH = 7,50

Pergunta: Como estes resultados devem ser interpretados, e qual é o problema subjacente?

Resposta: Os dados indicam alcalose respiratória aguda não-compensada. O paciente estava assustado pela agulha e hiperventilado enquanto o sangue era extraído.

Caso 2

O paciente é uma mulher de baixa estatura de 70 anos de idade com pneumonia lobar. O valor de PaO_2 na admissão era de 50 mmHg, e a saturação era de 80%; a ela foi ministrado 40% de oxigênio inspirado. Duas horas mais tarde a paciente parecia um pouco melhor, porém o valor de PaO_2 não tinha melhorado. Contudo, quando a saturação foi medida pela oximetria de pulsação, ela tinha aumentado para 92%.

Pergunta: Qual pode ser a causa da disparidade entre o gás sanguíneo e os dados de oximetria? Se o estudo do gás sanguíneo estava correto, a intubação foi indicada.

Resposta: O médico foi solicitado a extrair outra amostra sanguínea enquanto a saturação era monitorada pela oximetria de pulsação. À medida que isto era feito, ficou óbvio que a paciente prendia sua respiração durante a entrada da agulha, e a amostra de sangue e saturação diminuíram. Devido aos seus volumes pulmonares pequenos, reduzidos posteriormente pela pneumonia, sua tensão de oxigênio alveolar diminuiu drasticamente, levando ao PaO_2. Em uma amostra extraída quando ela não prendeu sua respiração, a PaO_2 foi de 80 mmHg e a saturação foi de 92%.

Caso 3

Um homem de 55 anos de idade está sendo avaliado pela fraqueza e tosse crônica. Ele tinha dificuldade progressiva em engolir durante seis meses. Sua radiografia torácica mostra volumes pulmonares pequenos e atelectasia bibasilar com infiltração de segmento superior no lobo inferior esquerdo. A pressão parcial do oxigênio (PO_2) é de 45 mmHg respirando ar ambiente, e a PCO_2 é de 62 mmHg.

Pergunta: Qual é a causa de sua hipoxia?

Resposta: A hipoventilação devida à fraqueza muscular respiratória (ver Capítulo 9). O gradiente A-a é quase normal. Apesar das anormalidades radiográficas, sua compatibilidade de $\dot{V}/\dot{Q}$ é ainda boa. Ele é hipóxico por causa de sua hipercapnia.

7

OUTROS TESTES DE MECÂNICA PULMONAR – RESISTÊNCIA E COMPLACÊNCIA

Os testes descritos neste capítulo são em geral realizados em laboratórios completamente equipados. No cenário ambulatorial, eles acrescentam relativamente pouco comparados com as avaliações básicas discutidas nos capítulos anteriores (espirometria, volumes pulmonares, capacidade de difusão e gases sanguíneos arteriais). Contudo, esses testes podem ser encontrados em treinamento de diplomados ou em registros de laboratório e, portanto, são considerados brevemente. Também, entender esses conceitos é importante no tratamento de pacientes que requerem ventilação mecânica.

7A. RESISTÊNCIA

Resistência é a pressão requerida para produzir um fluxo de 1 L/s para dentro ou para fora do pulmão. As unidades são centímetros de água por litro por segundo ($cmH_2O/L/s$). Esse conceito geral é ilustrado na Figura 7-1, em que a pressão motriz apropriada (ΔP) é a diferença de pressão entre as extremidades dos tubos. A pressão exigida para produzir um fluxo de 1 L/s em um tubo grande é menor que aquela em um tubo pequeno. Conseqüentemente, a resistência (R) do tubo pequeno é muito mais alta que a do tubo grande.

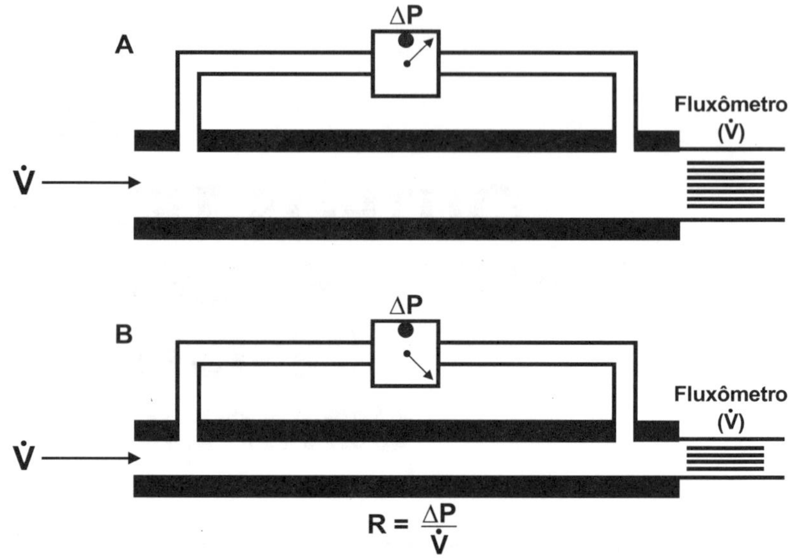

FIG. 7-1. Medida da resistência (R) através de um tubo grande (**A**) e um tubo pequeno (**B**). O fluxo ($\dot{V}$) é medido pelo fluxômetro, e a pressão motriz (ΔP) é medida por um transdutor de pressão diferencial. Para conduzir o mesmo fluxo, a diminuição na pressão é maior no tubo **B**, e em virtude disso a resistência (R) do tubo **B** é maior do que a do tubo **A**.

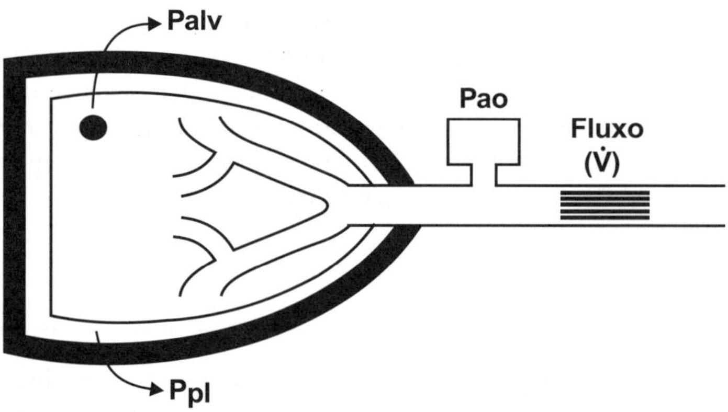

$$\text{Rpulm} = \frac{\text{Ppl} - \text{Pao}}{\dot{V}} \qquad \text{Raw} = \frac{\text{Palv} - \text{Pao}}{\dot{V}}$$

FIG. 7-2. Modelo ilustrando como a resistência pulmonar (Rpulm) e a resistência das vias aéreas (Rva) são medidas. Um balão esofágico é requerido para medir a pressão pleural (Ppl). Palv, pressão alveolar; Pao, pressão na boca; $\dot{V}$, fluxo.

No pulmão, a medida da resistência de todo o sistema é de utilidade. A Figura 7-2 ilustra como isso pode ser obtido. O fluxo na boca pode ser medido com um fluxômetro. A pressão que move o fluxo pode ser medida em uma das duas maneiras. A pressão pleural (Ppl) pode ser medida a partir de uma unidade com cateter de balão pequeno colocada no terço inferior do esôfago e presa a um transdutor de pressão. As modificações de pressão no esôfago foram mostradas para refletir aquelas na cavidade pleural. A diferença entre Ppl e Pao (a pressão na boca) é a pressão motriz, que dividida pelo fluxo ($\dot{V}$) é definida como a resistência pulmonar (Rpulm). A Rpulm inclui um componente pequeno devido à resistência do tecido pulmonar.

A outra abordagem. muito mais comum, é para medir a pressão alveolar (Palv) e relacionar isso à Pao. A Palv pode ser medida em um pletismógrafo corporal e não necessita engolir um balão esofágico. Nesse caso, a diferença entre Palv e Pao dividida pelo fluxo é a resistência das vias aéreas, Rva. A Rva é levemente mais baixa que a Rpulm por causa da ausência de resistência tecidual. Tanto a Rpulm como a Rva podem ser medidas durante a inspiração ou a expiração ou como uma média das duas. A Figura 7-3 descreve como a Rva é medida.

A resistência média em adultos normais é de 1 a 3 cm de H_2O/L/s. Ela é mais alta nos pulmões pequenos de crianças porque as vias aéreas são menores. Ocasionalmente, o termo condutância é usado. *Condutância* é um termo

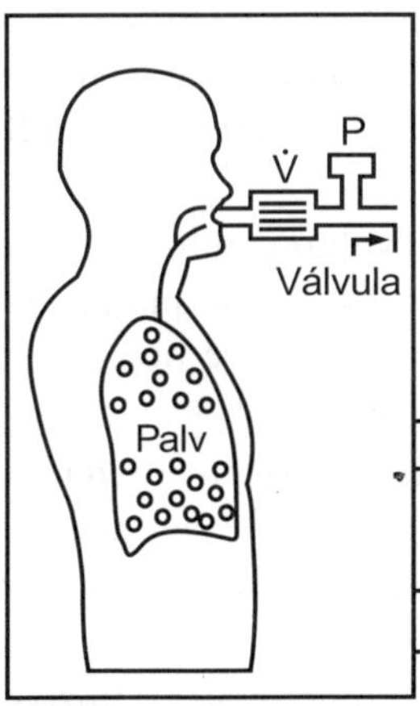

$$Rva = \frac{Palv}{\dot{V}}$$ Onde Palv = pressão alveolar e $\dot{V}$ = fluxo

Primeiro, a pessoa ofega, produzindo um cálculo de Pplet e $\dot{V}$ $\left(\frac{Pplet}{\dot{V}}\right)$

Segundo, a válvula é então fechada, produzindo um cálculo de Palv *versus* Pplet $\left(\frac{Palv}{Pplet}\right)$

Terceiro, multiplique o que está acima

$$\frac{Pplet}{\dot{V}} \times \frac{Palv}{Pplet} = \frac{Palv}{\dot{V}} = Rva$$

FIG. 7-3. O equipamento utilizado para medir o volume pulmonar pelo pletismógrafo corporal (ver Fig. 3-6, página 34) foi modificado pela inserção de um fluxômetro entre a boca do paciente e o calibre da pressão e a válvula. O fluxômetro mede o fluxo do ar ($\dot{V}$). A pessoa é instruído a ofegar superficialmente através do sistema com a válvula aberta. Isto fornece uma medida da pressão pletismográfica como uma função do fluxo, isto é, Pplet/$\dot{V}$. Com a pessoa ainda ofegando, a válvula é fechada, isto fornece uma medida da pressão alveolar como uma função da pressão pletismográfica, isto é, Palv/Pplet. Como mostrado, a resistência das vias aéreas (Rva) é obtida multiplicando-se estas duas razões.

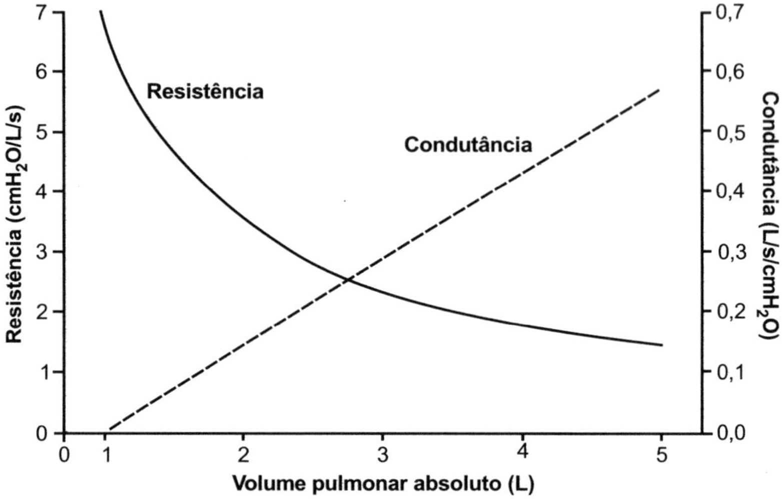

FIG. 7-4. A resistência é uma função hiperbólica do volume pulmonar. Quando sua condutância, recíproca, e calculada, uma linha reta é o resultado. Observe que a linha da condutância intersecciona o volume do eixo como em 1 litro, que é o volume residual neste exemplo. Ao mesmo tempo, a resistência torna-se infinitamente alta.

emprestado do campo da engenharia elétrica e é a recíproca de resistência, suas unidades sendo litros por segundo por centímetro de água, L/s/cmH_2O. Assim, uma resistência alta significa uma condutância baixa – o fluxo não é bem "conduzido".

A resistência varia inversamente com o volume pulmonar (Figura 7-4). Em volumes pulmonares altos, as vias aéreas são mais amplas, e a resistência é mais baixa. Para padronizar esse efeito, a resistência é tipicamente medida durante a respiração na capacidade residual funcional.

A resistência é aumentada quando as vias aéreas são estreitadas. O estreitamento pode ser devido à broncoconstrição das vias aéreas inflamadas na asma, muco e brônquios espessados na bronquite crônica ou vias aéreas moles no enfisema.

Há uma correlação negativa forte entre a resistência e o fluxo expiratório máximo. Uma resistência alta está associada a fluxos diminuídos, evidenciada por diminuições no volume expiratório forçado no primeiro segundo (VEF_1) e taxa de fluxo expiratório forçado sobre os 50% médios da capacidade vital forçada (FEF_{25-75}). Existem, contudo, poucas exceções para essa relação. Uma está ilustrada na Figura 7-5. Esse tipo de curva de fluxo-volume expiratório máximo é ocasionalmente visto nas pessoas mais velhas. A resistência nesse

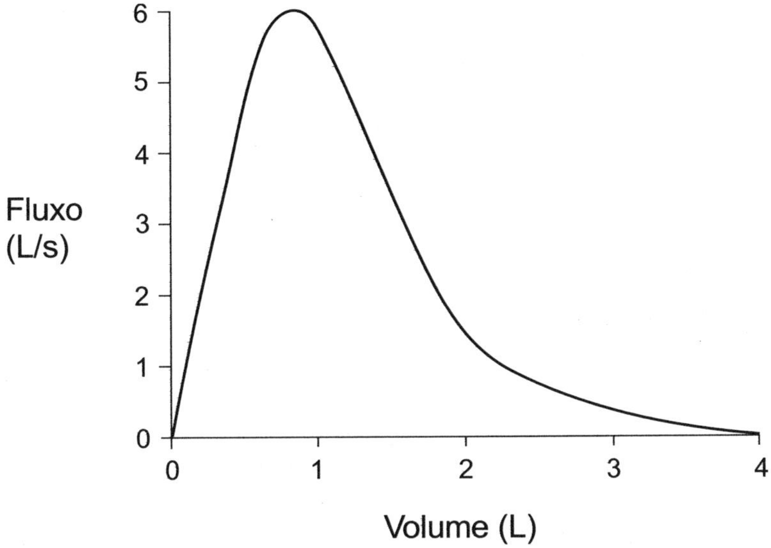

FIG. 7-5. Curva de fluxo-volume demonstrando fluxo normal nos volumes pulmonares altos, porém anormalmente baixos sobre os 50% inferiores da capacidade vital. Neste caso, a resistência é muitas vezes normal, porém o índice do fluxo expiratório forçado sobre os 50% médios da capacidade vital forçada é baixo.

caso é normal, mas o fluxo baixo na capacidade vital, como o $FEF_{25\text{-}75}$, é diminuído. O inverso também pode ocorrer, isto é, fluxos forçados normais e uma resistência aumentada.

> **DICA:** um paciente com uma lesão obstrutiva variável na traquéia extratorácica (ver Fig. 2-7*D*, página 18) pode ter um aumento importante na resistência, mas fluxo expiratório máximo normal. A resistência aumentada reflete os fluxos inspiratórios acentuadamente diminuídos, causados pela resistência inspiratória alta.

7B. COMPLACÊNCIA PULMONAR

Complacência é uma medida da elasticidade do pulmão. A complacência pulmonar (CL) é definida como a modificação no volume pulmonar resultante de uma modificação de 1 cmH_2O na pressão elástica do pulmão. A Figura 7-6 é similar à Figura 7-2, mas um espirômetro é adicionado para medir o volume (V). Quando o pulmão não está se movendo (isto é, o fluxo de ar é zero), a Ppl é negativa (subatmosférica). Os pulmões são elásticos e sempre tendem a cair. Isso é resistido pela parede torácica, portanto a Ppl, quando o volume não está mudando, reflete a pressão elástica estática ou a

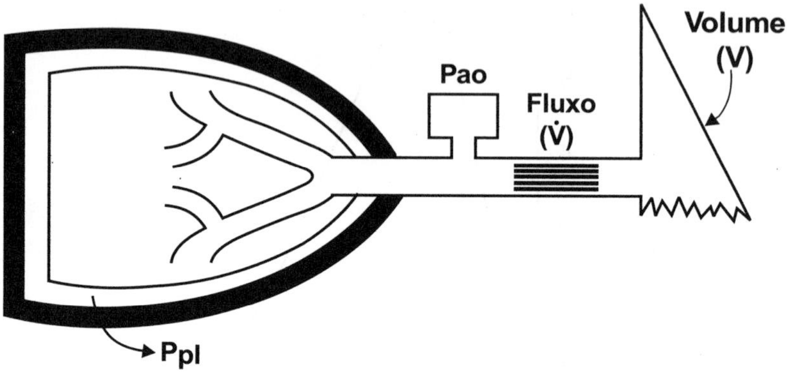

$$C_L = \frac{\Delta V}{\Delta P_{pl}}$$

FIG. 7-6. Modelo demonstrando a medida da complacência. Um balão esofágico é requerido. CL, complacência pulmonar; Pao, pressão na boca; Ppl, pressão pleural.

retração do pulmão naquele volume. Se o volume pulmonar for aumentado por uma quantidade conhecida (ΔV) e o volume for novamente mantido constante, a nova Ppl é mais negativa (a retração do pulmão é maior). Essa ΔV dividida pela diferença nos dois valores de Ppl *estáticos* (ΔPpl) define a complacência pulmonar, CL = ΔV/ΔPpl (L/cmH_2O). Além disso, é prática comum medir a pressão de retração elástica com o paciente segurando sua respiração na capacidade pulmonar total (CPT); isso é chamado de *PCPT* (pressão de retração na CPT). A medida da complacência pulmonar requer a introdução de um balão esofágico (para medir a Ppl).

A complacência medida quando não há fluxo de ar, como na discussão anterior, é chamada de complacência pulmonar estática (CL_{stat}). A complacência é muitas vezes medida durante a respiração tranqüila, também com um sistema de cateter com balão esofágico. Durante uma respiração, há duas vezes quando o fluxo de ar é zero. Estas ocorrem no final da inspiração e no final da expiração. A diferença na Ppl nesses dois momentos também define uma modificação na pressão de retração elástica. Essa ΔPpl dividida na modificação de volume é chamada a complacência pulmonar dinâmica (CL_{dyn}).

Em pacientes adultos normais, a CL_{stat} e a CL_{dyn} são quase as mesmas e variam de 0,150 a 0,250 L/cmH_2O. Nesse grupo a CL varia diretamente com o tamanho do pulmão, a complacência sendo mais baixa em pacientes com pulmões pequenos.

A complacência é reduzida em pacientes com fibrose pulmonar, muitas vezes a valores baixos como 0,050 L/cmH_2O, refletindo o fato de que esses pulmões são muito rígidos. Grandes modificações na pressão produzem apenas pequenas modificações no volume. Novamente, as complacências estática e dinâmica são similares.

A situação na doença pulmonar obstrutiva crônica (DPOC), especialmente enfisema, é diferente. A complacência estática é muito aumentada, para valores muitas vezes maiores que 0,500 L/cmH_2O. Essa complacência alta reflete os pulmões moles, inelásticos. Contudo, a CL_{dyn} é muito mais baixa, muitas vezes na variação normal. A explicação para esse paradoxo aparente relaciona-se à ventilação não-uniforme dos pulmões na DPOC, conforme discutido no Capítulo 8. Em geral, durante a respiração na DPOC, o ar flui preferencialmente dentro e fora das regiões mais normais do pulmão. Como a elasticidade dessas regiões não é tão gravemente danificada, a CL_{dyn} está perto de valores normais. Essa diferença entre CL_{stat} e CL_{dyn} é chamada de dependência de complacência de freqüência. É importante lembrar que uma CL_{dyn} na DPOC não significa que o pulmão é rígido ou fibrótico.

7C. COMPLACÊNCIA DO SISTEMA RESPIRATÓRIO

A complacência de todo o sistema respiratório (Crs) também pode ser medida. Ela requer que os músculos respiratórios estejam relaxados. Essa medida é muitas vezes feita quando um paciente está em um ventilador. Os pulmões do paciente são inflados, as vias aéreas são fechadas, e a pressão das vias aéreas fechada é medida. Os pulmões são desinflados uma quantidade medida, e uma segunda pressão de oclusão é obtida. A complacência do sistema respiratório é a modificação no volume dividida pela diferença nas duas pressões. Como os pulmões e a parede torácica são em série, a Crs inclui a complacência pulmonar (CL_{stat}) e a complacência da parede torácica (CPt). Como as recíprocas das complacências são somadas, a equação que descreve essa relação é como segue:

$$\frac{1}{Crs} = \frac{1}{CL_{estat}} = \frac{1}{Cpt} \qquad \text{(Equação 1)}$$

Assim, uma diminuição na Crs pode ser devida à diminuição na complacência do pulmão ou da parede torácica (ou ambas), um fato que é às vezes negligenciado.

7D. FISIOPATOLOGIA DA MECÂNICA PULMONAR

O básico da mecânica pulmonar foi apresentado. Essa seção detalha os obstáculos mecânicos associados a doenças pulmonares restritivas e obstrutivas.

Pressão de Recolhimento Pulmonar Elástica Estática

Observamos anteriormente que a Ppl medida quando o pulmão não está se movendo é a pressão de recolhimento elástica estática do pulmão, que definimos agora como Pst. Essa pressão é medida a partir de um balão pequeno colocado na parte inferior do esôfago.

Na Figura 7-7, a Pst é representada graficamente durante a deflação do pulmão a partir da capacidade pulmonar total até o volume residual. Três casos são mostrados: um paciente normal (N); um paciente com enfisema, um distúrbio obstrutivo (E) e um paciente com fibrose pulmonar, uma doença restritiva (F). As curvas são representadas graficamente como uma função de volume pulmonar absoluto. Observe a perda do recolhimento pulmonar e hiperinsuflação no enfisema (E). Isso contrasta com o volume pulmonar reduzido e retração pulmonar aumentada na fibrose pulmonar (F).

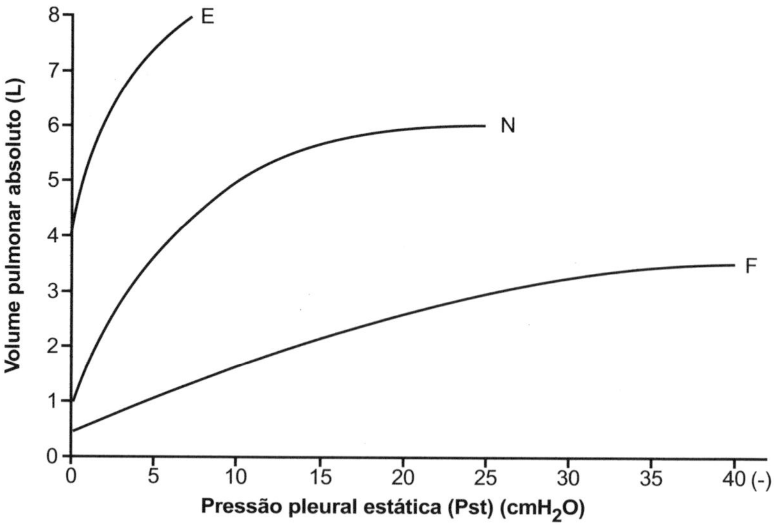

FIG. 7-7. A pressão de retração elástica estática pulmonar (Pst) é tramada contra o volume pulmonar absoluto para três pessoas típicas: um paciente com enfisema (E), uma pessoa normal (N), e um paciente com fibrose pulmonar (F).

A curva E enfatiza dois problemas enfrentados pelo paciente com enfisema e por muitos pacientes com DPOC. Primeiro, a perda de pressão de recolhimento significa que o parênquima pulmonar não pode distender as vias aéreas tanto como no caso normal (ver as molas presas na Figura 2-2, página 8). Segundo, conforme mostrado na Figura 9-2, (página 94), a capacidade de os músculos inspiratórios gerarem força é reduzida por causa da hiperinsuflação.

Na curva F, que representa o paciente com fibrose pulmonar, a capacidade de os músculos expiratórios desenvolverem força é reduzida (ver Fig. 9-2) devido ao volume pulmonar reduzido. Além disso, o recolhimento aumentado do pulmão fibrótico requer que os músculos respiratórios exerçam força maior que o normal para expandir o pulmão.

DICA: você pode pensar que a Pst deriva das fibras colágenas e elásticas no pulmão. Contudo, a principal contribuição para o recolhimento elástico vem das forças de tensão superficiais que agem na interface ar-líquido nos alvéolos. Isso é demonstrado na Figura 7-8, na qual são representadas graficamente as pressões de deflação e inflação estática das vias aéreas em um pulmão contendo ar (a situação normal) e o mesmo pulmão inflado e

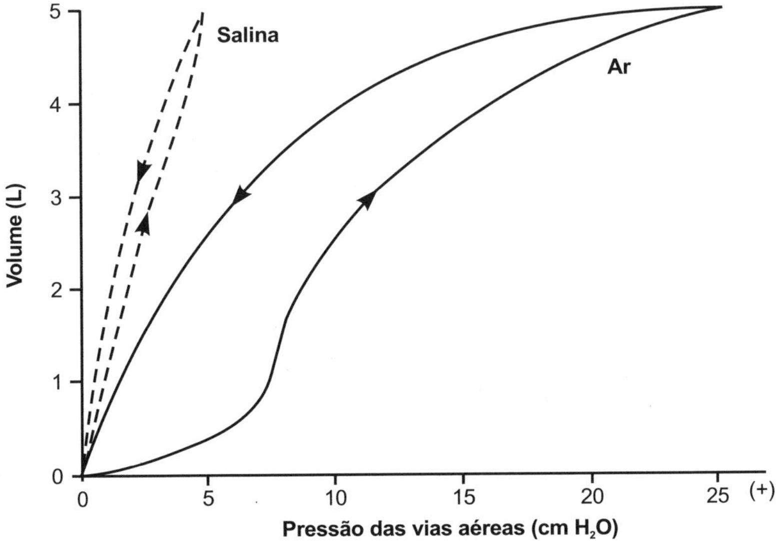

FIG. 7-8. Representação da pressão das vias aéreas estáticas/volume pulmonar em um pulmão cortado primeiro, inflado e desinflado com ar. As setas indicam as trajetórias de inflação e deflação. O pulmão é então esvaziado (todo o ar é removido) e inflado e desinflado com solução salina. O deslocamento marcado para a esquerda da curva da salina reflete a perda de recolhimento quando a tensão na superfície na interface de líquido de ar alveolar é abolida. A diferença entre as curvas de inflação-deflação é chamada de histerese.

desinflado com solução salina depois que o ar foi removido. Com a solução salina preenchendo, a interface alveolar de líquido-ar é abolida, como é a tensão da superfície. Observe como pouca pressão de recolhimento permanece no pulmão com salina, e o que permanece reflete a contribuição do tecido relativamente pequena. As curvas de inflação e deflação marcadamente diferentes, especialmente no pulmão preenchido com ar, representam a hiterese – uma propriedade comum dos tecidos biológicos.

Trabalho de Respiração

A Figura 7-9 ilustra os efeitos das alterações na Pst e na resistência das vias aéreas sobre o trabalho de respiração requerido dos músculos respiratórios. As curvas estatísticas da Figura 7-7 foram remapeadas; a Ppl durante a inspiração foi adicionada a cada curva. O trabalho é um produto da pressão e do volume. Em cada caso, a área traçada fina entre a alça inspiratória (identificada através das *setas*) e a curva estática representa o trabalho de resistência daquela respiração. Ela é muito aumentada na curva E. A área entre a curva estática e o eixo de pressão zero reflete o trabalho requerido para manter o pulmão inflado, isto é, o trabalho elástico. Comparada com a curva normal, a pessoa com enfi-

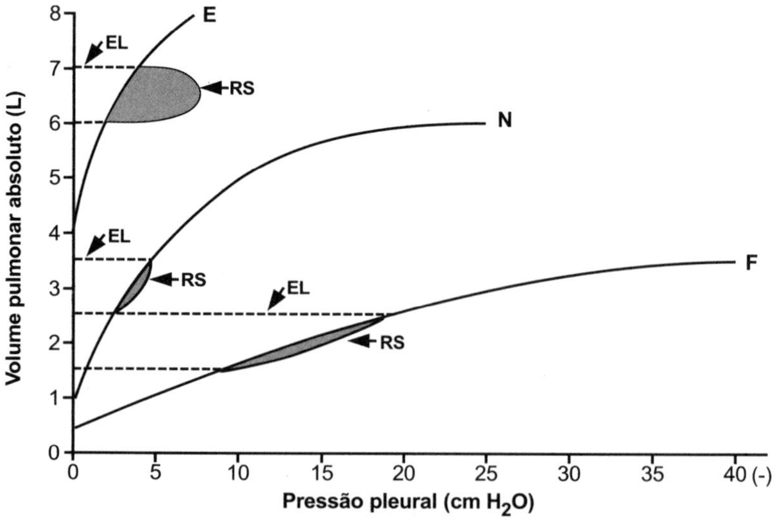

FIG. 7-9. A pressão pleural gerada durante uma respiração inspiratória é representada para uma pessoa normal (N), um paciente com enfisema (E) e um paciente com fibrose (F). As alças inspiratórias são representadas nas curvas de recolhimento estáticas da Figura 7-7. As áreas tramadas refletem o trabalho da respiração requerida para sobrepujar a resistência ao fluxo do ar (RS). As áreas entre a curva estática e a linha de pressão zero refletem o trabalho necessário para manter o pulmão inflado, o trabalho elástico (EL). Ver texto para discussão posterior.

sema possui grandes aumentos no trabalho devido à resistência do fluxo de ar aumentada, ao passo que a pessoa com fibrose possui grandes aumentos no trabalho elástico devido à rigidez do pulmão. Embora a alça do trabalho inspiratório total seja menor no enfisema do que na fibrose, mais trabalho é requerido durante a expiração. Além disso, a hiperinflação no enfisema coloca o sistema em uma desvantagem mecânica distinta.

Pressão de Recolhimento Pulmonar Estática e Fluxo Expiratório Máximo

Na seção 2B (página 6) e na Figura 2-2 (página 8), nós observamos que a elasticidade pulmonar, especialmente a Pst, é a pressão que carrega o fluxo expiratório máximo. É informativo avaliar a relação entre fluxo expiratório máximo e Pst. A Figura 7-10*A* mostra como esta relação é obtida, e a Figura 7-10*B* mostra seu comportamento nos pulmões normais e doentes.

Na Figura 7-10*A*, as curvas de fluxo-volume e de retração pulmonar estática para uma pessoa normal e para um paciente com enfisema puro são representadas em um eixo vertical comum do volume pulmonar absoluto. Dessa

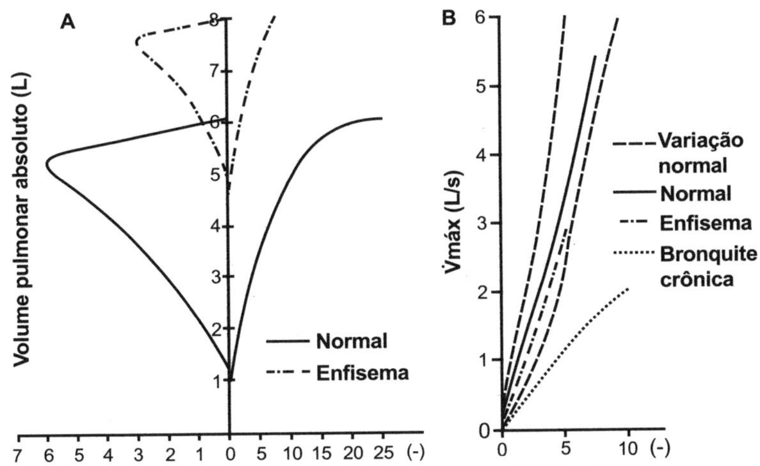

FIG. 7-10. Relações entre o fluxo expiratório máximo (V̇máx) e a pressão de retração elástica estática Pst. **A.** V̇máx e Pst são representados em um eixo do volume absoluto vertical comum para uma pessoa normal e para um paciente com enfisema puro. **B.** Valores correspondentes de V̇máx e Pst obtidos em vários volumes pulmonares são representados com o V̇máx como uma função do Pst. Isto é chamado de curva de recolhimento estático de fluxo máximo. No caso da bronquite crônica, as curvas de fluxo-volume e de Pst-volume não são mostradas. Ver texto para discussão posterior.

maneira, qualquer volume pulmonar, correspondente à porção decrescente da curva de fluxo-volume, é possível medir valores simultâneos do fluxo expiratório máximo ($\dot{V}$máx) e Pst.

Na Figura 7-10*B*, a Pst é representada contra o $\dot{V}$máx em vários volumes pulmonares. Tal representação gráfica é chamada de curva de retração estática de fluxo máximo (REFM). A variação normal dos valores é mostrada pelas duas linhas pontilhadas. Os valores obtidos a partir da curva normal na Figura 7-10*A* são conectados pela linha sólida. O mesmo foi realizado para o caso do enfisema puro. Como a pessoa não possui doença nas vias aéreas, os valores caem dentro da variação normal. Isto indica que a diminuição no fluxo máximo é principalmente devida à perda de recolhimento no pulmão. Contudo, se houver bronquite crônica significativa, a curva de REFM é deslocada para baixo e para a direita, indicando que embora possa haver alguma perda de pressão de recolhimento, isto não explica a diminuição no fluxo, que é em grande parte devida à doença das vias aéreas e à resistência das vias aéreas aumentada associada. A curva de REFM é útil no que ela realça o fato de que o fluxo expiratório máximo pode ser reduzido por uma perda da pressão de retração ou pela doença significativa das vias aéreas ou por ambas.

8

DISTRIBUIÇÃO DA VENTILAÇÃO

Vários processos patológicos alteram o padrão normal de distribuição de ventilação (que é, a maneira com que uma respiração inalada é distribuída por todo o pulmão). Por esta razão, os testes que detectam padrões anormais de distribuição de ventilação são bastante não-específicos e raramente de importância diagnóstica. Sua contribuição principal é que tais padrões anormais quase sempre estão associados a alterações nas relações de ventilação-perfusão (página 66). A distribuição anormal da ventilação também contribui para a dependência da freqüência da condescendência (página 81).

Existem vários testes de distribuição de ventilação. Alguns são complexos e requerem equipamento sofisticado e análise complexa. Este capítulo discute apenas o procedimento mais simples, o teste de lavagem de nitrogênio com a respiração única (SBN_2).

8A. TESTE DE LAVAGEM DE NITROGÊNIO COM RESPIRAÇÃO ÚNICA

O equipamento para o teste e o procedimento são ilustrados na Figura 8-1. A pessoa expira o volume residual (VR) e então inala uma respiração completa de 100% de oxigênio da sacola à esquerda. Uma expiração lenta, completa, é direcionada através de uma válvula descartável através do orifício passando o medidor de nitrogênio para dentro do espirômetro. O orifício assegura que o fluxo expiratório seja estável e lento (< 0,5 L/s), e nós recomendamos sua utilização. O medidor de nitrogênio registra continuadamente a concentração de nitrogênio do gás expirado à medida que ele entra no espirô-

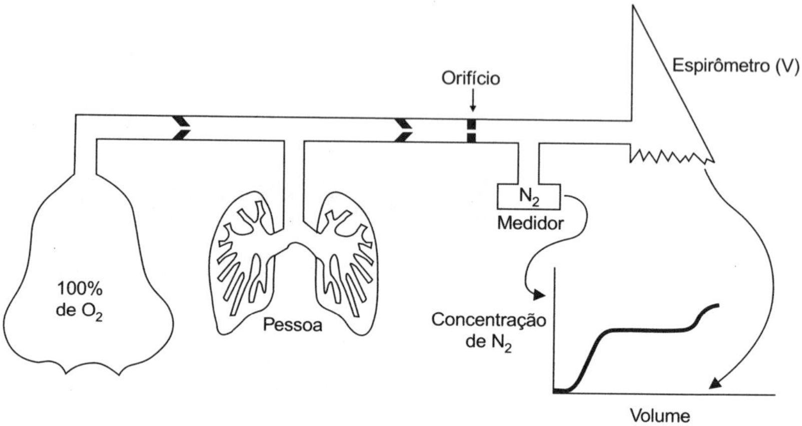

FIG. 8-1. Equipamento requerido para executar o teste de lavagem de respiração simples de nitrogênio. Um mapa da concentração de nitrogênio expirado (concentração SB_{N2}) contra o volume expirado é mostrado na parte inferior à direita.

metro. Com a delineação simultânea da concentração de nitrogênio expirada contra o volume expirado em um maquinador X-Y, o gráfico normal mostrado nas Figuras 8-1 e 8-2*A* é obtido.

Resultados Normais

O mapa mostrado na Figura 8-2*A* é proveniente de uma pessoa normal sentada. Existem quatro porções importantes do gráfico normal: fases I até IV.

Para compreender este gráfico, nós precisamos considerar como o oxigênio inalado está normalmente distribuído nos pulmões de uma pessoa sentada. No VR, a concentração de nitrogênio alveolar pode ser considerada uniforme por todo o pulmão, e o gás alveolar está presente na traquéia e nas vias aéreas superiores (Fig. 8-3*A*). No VR, os alvéolos (círculos no pulmão, estão em um volume menor que aqueles nas porções apicais. Dessa maneira, os alvéolos contêm um volume maior de nitrogênio na mesma concentração. Portanto, à medida que a pessoa inala 100% de oxigênio, os alvéolos superiores recebem proporcionalmente menos oxigênio do que os alvéolos mais dependentes, e o nitrogênio alveolar fica menos diluído do que nas regiões dependentes. Portanto, a concentração de nitrogênio é maior na região apical. O resultado é uma diminuição gradual na concentração de nitrogênio mais adiante no pulmão, e a maior parte do gás alveolar diluído está na base (Fig. 8-3*B*). No final da inspiração, a traquéia e as vias aéreas superiores contêm apenas oxigênio.

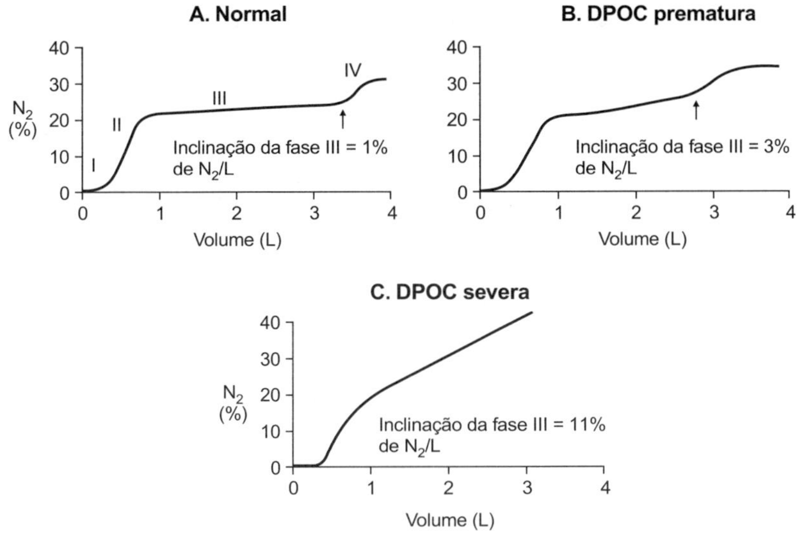

FIG. 8-2. Resultados dos testes de lavagem de nitrogênio com a respiração única em uma pessoa normal (**A**), uma pessoa com doença pulmonar obstrutiva crônica prematura (DPOC; **B**), e uma pessoa com um caso avançado de DPOC (**C**). O volume de fechamento (quando presente) é identificado através de uma seta. As várias fases são identificadas em **A**. A inclinação da fase III é fornecida abaixo de cada curva.

Os eventos que acontecem durante a expiração em uma pessoa normal (Fig. 8-2*A*) são como seguem. O gás inicial que passa pelo medidor de nitrogênio vem da traquéia e das vias aéreas superiores e contém 100% de oxigênio. Dessa maneira, a fase I mostra 0% de nitrogênio. À medida que a expiração continua durante a fase II, o gás alveolar começa a remover o oxigênio no espaço morto, e a concentração de nitrogênio aumenta gradualmente.

A fase III consiste totalmente de gás alveolar. Durante uma lenta expiração, o gás inicialmente vem em sua predominância das regiões alveolares dependentes, onde a concentração de nitrogênio é ínfima. À medida que a expiração continua, quantidades aumentadas de gás provêm das regiões mais superiores, onde as concentrações de nitrogênio são mais altas. Esta seqüência de eventos produz uma concentração de oxigênio que aumenta gradualmente durante a fase III. A inclinação normal da fase III é de 1,0 a 2,5% de nitrogênio por litro expirado. Este valor aumenta nos idosos.

Um aumento abrupto na concentração de nitrogênio ocorre no início da fase IV. Isto reflete a cessação gradual do esvaziamento das regiões dependentes do pulmão. Dessa maneira, mais e mais da expiração final é proveniente das regiões apicais com a porcentagem mais alta de nitrogênio. O início da

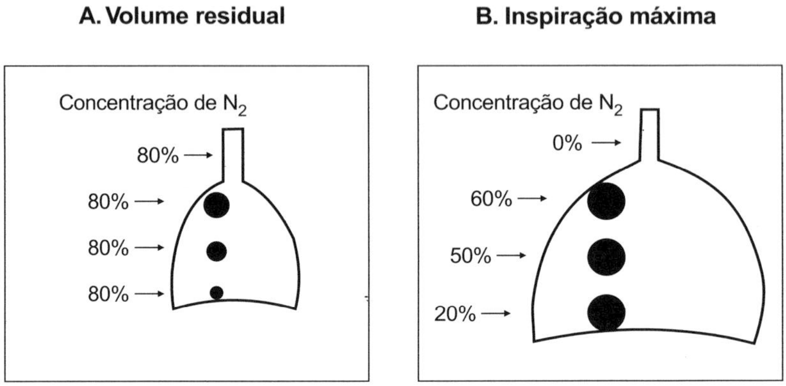

FIG. 8-3. Distribuição normal de uma respiração de oxigênio inalado do volume residual e a concentração de nitrogênio alveolar dependente da gravidade resultante. **A**. Pulmão no volume residual. **B**. Pulmão após uma inspiração para a capacidade pulmonar total.

fase IV foi dito como sendo para indicar o início do fechamento das vias aéreas nas regiões dependentes e é freqüentemente chamado de "volume de fechamento". Contudo, se o fechamento das vias aéreas realmente ocorre neste volume é ainda questionável. Normalmente, a fase IV ocorre com aproximadamente 15% da capacidade vital ainda restante. Este valor aumenta durante o envelhecimento normal, até os valores de 25% da capacidade vital.

8B. MODIFICAÇÕES DO TESTE DE LAVAGEM DE NITROGÊNIO COM RESPIRAÇÃO ÚNICA NA DOENÇA

Com o início da doença pulmonar obstrutiva, o teste da SB_{N2} é alterado de duas maneiras (Fig. 8-2*B*). O volume no qual a fase IV ocorre (volume de fechamento) aumenta. Além disso, a inclinação da fase III aumenta. Isto ocorre porque o padrão normal de distribuição de gás, incluindo o gradiente vertical da concentração de nitrogênio descrito anteriormente, é gradualmente abolido. A doença ocorre irregularmente por todo o pulmão. As regiões de maior doença com alta resistência do fluxo das vias aéreas esvaziam menos completa e, conseqüentemente, recebem menos oxigênio, e dessa maneira sua concentração de nitrogênio está bem acima dos níveis normais. Porque as áreas doentes esvaziam mais lentamente do que as regiões normais, a inclinação da fase III está grandemente aumentada.

Na doença obstrutiva avançada (Fig. 8-2*C*), não existe mais uma fase IV. Ela fica perdida na inclinação muito íngreme da fase III.

8C. INTERPRETAÇÃO DO TESTE DE LAVAGEM DE NITROGÊNIO COM A RESPIRAÇÃO ÚNICA

Quanto mais desigual for a distribuição da ventilação, mais íngreme é a inclinação da fase III. Existem aumentos associados na desigualdade da perfusão dos capilares alveolares. O impacto destas modificações nos gases sanguíneos arteriais é observado na seção 6A, página 63.

Foi imaginado que o aumento no volume da fase IV poderia ser um indicador útil, sensível da doença prematura das vias aéreas. Desafortunadamente, não era, e a fase IV é raramente medida agora. Contudo, durante muitos anos a fase III foi reconhecida como um índice excelente da ventilação desigual. Como mostrado na Figura 8-2, com o progresso da doença das vias aéreas obstrutivas, a inclinação da fase III aumenta progressivamente.

Contudo, qualquer medida da distribuição da ventilação é não-específica. Aumentos na fase III não estão limitados a casos de obstrução das vias aéreas. Aumentos ocorrem também na fibrose pulmonar, insuficiência cardíaca congestiva, sarcoidose, e outras condições nas quais a doença das vias aéreas não é a anormalidade principal.

Concluindo, a consideração da distribuição da ventilação diz muito sobre a fisiologia pulmonar. As desordens da distribuição da ventilação são extremamente importantes na fisiopatologia de condições, tais como bronquite crônica, asma e enfisema. Em termos de avaliação clínica do paciente com doença pulmonar ou dispnéia não-explicada, contudo, os testes de distribuição da ventilação acrescentam muito pouco para uma bateria básica de espirometria e testes de volumes pulmonares, capacidade de difusão e gases sanguíneos arteriais.

9

PRESSÕES RESPIRATÓRIAS MÁXIMAS

Em algumas situações clínicas, a avaliação da força dos músculos respiratórios é muito útil. A força dos músculos esqueléticos, como a do braço, é facilmente testada determinando-se a força que eles podem desenvolver, por exemplo, levantando pesos. Em comparação, a força dos músculos respiratórios pode ser determinada medindo-se as pressões desenvolvidas contra algumas vias aéreas obstruídas.

9A. PRINCÍPIOS FISIOLÓGICOS

Um pouco de fisiologia muscular básica é revista aqui para ajudar a determinar a melhor maneira de estimar a força dos músculos respiratórios. Os músculos, quando maximamente estimulados em diferentes comprimentos, exibem um comportamento de comprimento-tensão característico, conforme representado na Figura 9-1. A maior tensão desenvolvida pelo músculo ocorre quando ele está em seu comprimento fisiológico favorável. Menos tensão é desenvolvida em outros comprimentos. Para aplicar esse conceito aos músculos respiratórios, o volume pode ser considerado tão equivalente ao comprimento e à pressão quanto equivalente à tensão. Os músculos *expiratórios* (músculos abdominais e da parede torácica) estão em seus comprimentos favoráveis próximos à capacidade pulmonar total. A Figura 9-2 mostra, como esperado, que as pressões expiratórias mais altas são geradas próximas à capacidade pulmonar total. O paciente assopra o máximo possível contra uma via aérea obstruída. Inversamente, próximo do volume residual, os músculos *inspiratórios* (principalmente o diafragma) estão em seus comprimentos favorá-

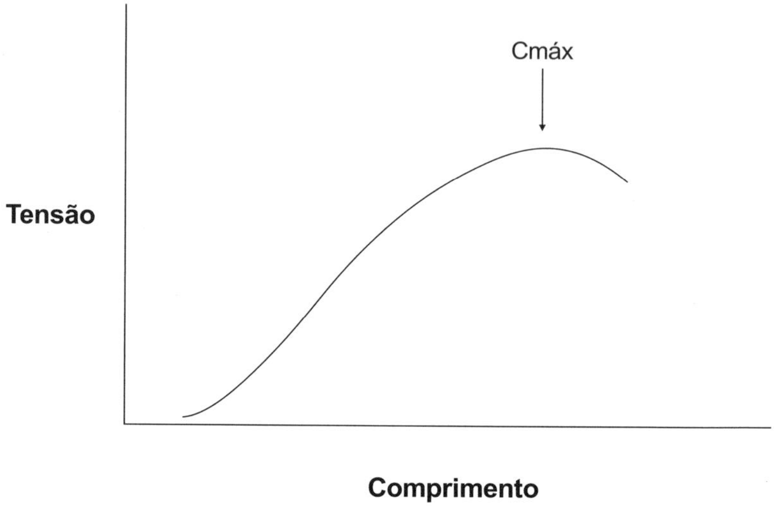

FIG. 9-1. Comportamento clássico de tensão-comprimento do músculo estriado. Cmáx é o comprimento máximo no qual a tensão máxima pode ser desenvolvida.

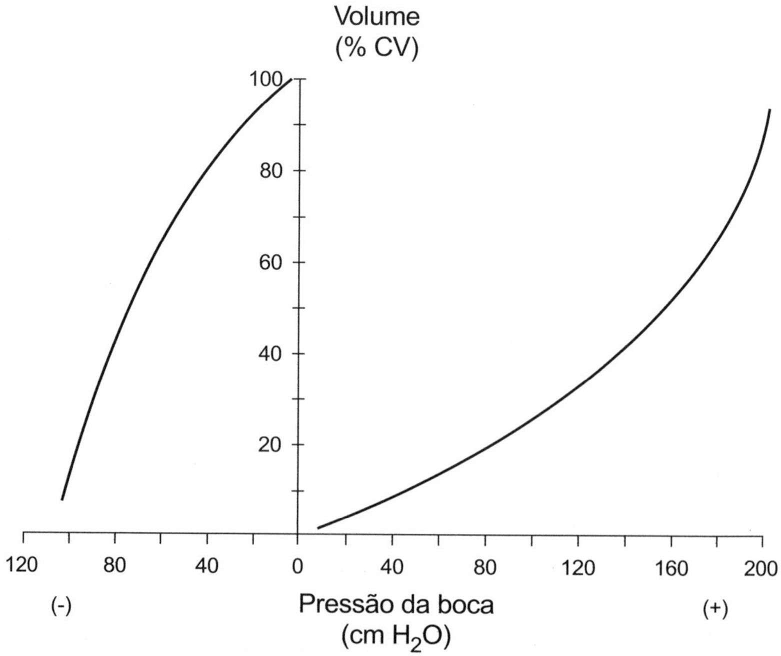

FIG. 9-2. Pressão respiratória máxima que pode ser desenvolvida estaticamente em vários volumes pulmonares (CV, capacidade vital). As pressões expiratórias são positivas, e as pressões inspiratórias são negativas. A capacidade pulmonar total está em 100% da CV, e o volume residual, em 0% da CV.

veis. Próximo do volume residual eles desenvolvem a pressão mais negativa quando o paciente está aspirando contra uma via aérea obstruída. Portanto, a força máxima dos músculos expiratórios é medida próximo da capacidade pulmonar total, e a dos músculos inspiratórios é medida próximo do volume residual.

9B. TÉCNICAS DE MENSURAÇÃO

O aparelho que utilizamos é mostrado na Figura 9-3. Ele consiste de um tubo oco de aço inoxidável no qual são inseridos medidores de pressões positiva e negativa. A extremidade distal do tubo é obstruída, exceto para um orifício de 2 mm.

A pressão expiratória máxima (PEmáx) é mensurada como segue. O paciente inala maximamente, segura o tubo de borracha firmemente contra a boca e expira o máximo possível. Vários esforços reproduzíveis são obtidos e a pressão positiva mais alta mantida por 0,9 segundo é registrada. O tubo de borracha preso firmemente contra os lábios é usado em vez de um bocal, porque em pressões altas (150 cmH_2O ou mais) o ar vaza ao redor de um bocal convencional, visto que os músculos da boca não são fortes o suficiente para manter um fechamento total. Um grampo nasal não é usado.

A pressão inspiratória máxima (PImáx) é medida fazendo com que o paciente expire até o volume residual, prenda o tubo de borracha contra os lábios e aspire o máximo possível. Novamente, a pressão negativa mais alta sustentada por dois segundos é registrada. O pequeno orifício de 2 mm na extremidade distal assegura que o aparelho está medindo a pressão alveolar desenvolvida no pulmão pelos músculos inspiratórios. Se o paciente fecha a glote e aspira com as bochechas, uma pressão negativa alta pode ser desenvolvida. O vazamento previne que isso aconteça porque a pressão produzida aspirando-se com uma glote fechada diminui rapidamente e não pode ser sustentada por 0,9 segundo. Para ser preciso, o paciente deve exercer esforço máximo. Uma deficiência do teste fica inclusa aqui. Esses esforços podem ser desconfortáveis. Alguns pacientes são incapazes, ou não têm vontade de fazer esse esforço. O treinamento determinado pelo técnico é essencial.

9C. VALORES NORMAIS

Os valores normais obtidos de um grupo de 60 homens e de 60 mulheres normais motivados estão listados no Quadro 9-1. Conforme antecipado da Figura 9-2, a PEmáx é cerca do dobro da PImáx. Os homens desenvolveram pressões maiores que as mulheres, e ambos os sexos tiveram um declínio na pressão com a idade, exceto para pressões inspiratórias nos homens.

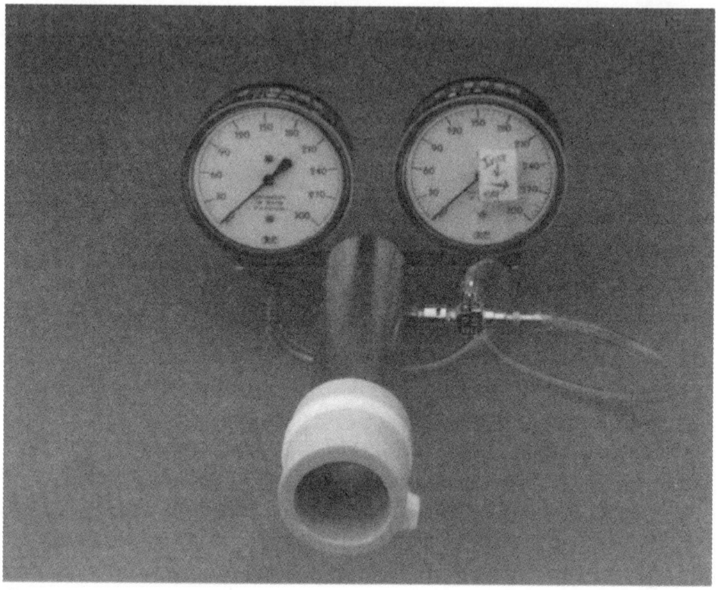

A

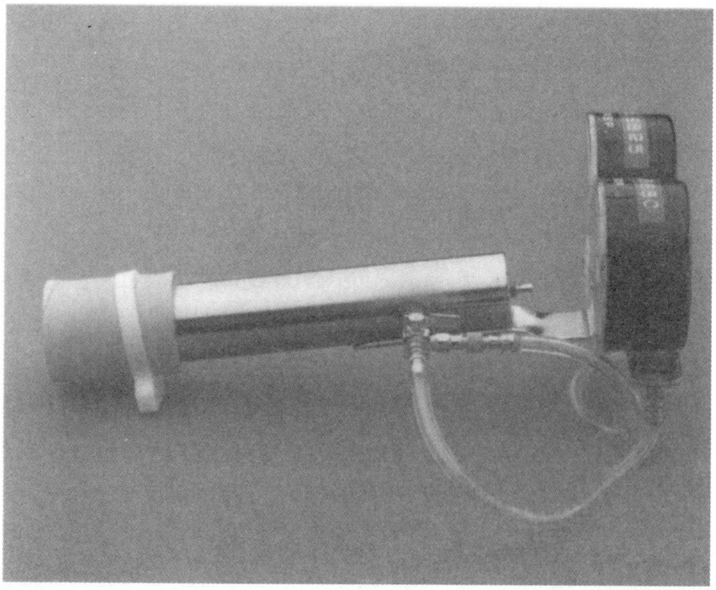

B

FIG. 9-3. Instrumento usado para medir as pressões inspiratórias e expiratórias estáticas máximas. O medidor expiratório mede 0 a +300 cmH_2O e o medidor inspiratório 0 a –300 cmH_2O. Os medidores são alternadamente conectados ao cilindro por uma válvula reguladora de três vias, conforme indicado pelas setas no medidor da mão direita (**A**). A visão lateral (**B**) mostra o pequeno orifício de 2 mm na extremidade distal do tubo de metal.

QUADRO 9-1 Valores normais para pressões respiratórias máximas, por idade

	Idade (anos)				
Pressão	*20-54*	*55-59*	*60-64*	*65-69*	*70-74*
PImáx, cmH_2O*					
Homens	-124 ± 44	-103 ± 32	-103 ± 32	-103 ± 32	-103 ± 32
Mulheres	-87 ± 32	-77 ± 26	-73 ± 26	-70 ± 26	-65 ± 26
PEmáx, cmH_2O*					
Homens	233 ± 84	218 ± 74	209 ± 74	197 ± 74	185 ± 74
Mulheres	152 ± 54	145 ± 40	140 ± 40	135 ± 40	128 ± 40

PEmáx, pressão expiratória máxima; PImáx, pressão inspiratória máxima.
*Números representam média de ± 2 desvios-padrão.

9D. INDICAÇÕES PARA MEDIDAS DE PRESSÃO MÁXIMA

1. Em pacientes com doença neuromuscular que têm dispnéia, a mensuração da força do músculo respiratório é útil. Estudamos dez pacientes com doenças neuromusculares precoces (esclerose lateral amiotrófica, miastenia grave e polimiosite). Oito das dez tiveram dispnéia importante, mas apenas duas tiveram uma redução importante na capacidade vital (77%). Cinco tiveram uma ventilação voluntária máxima reduzida (73%). Contudo, nove pacientes tiveram reduções importantes na PEmáx (47% prognosticados) e na PImáx (34% prognosticados). Nos estágios iniciais a dispnéia era mais bem explicada por uma redução na força do músculo respiratório em um momento em que a força de outros músculos esqueléticos era pouco danificada. O Quadro 9-2 lista algumas condições neuromusculares nas quais a fraqueza dos músculos respiratórios foi encontrada.

QUADRO 9-2 Distúrbios neuromusculares associados à fraqueza do músculo respiratório

Esclerose lateral amiotrófica	Síndrome de Guillain-Barré
Miastenia grave	Siringomielia
Distrofia muscular	Doença de Parkinson
Polimiosite	Miopatia esteróide
Poliomielite, síndrome pós-pólio	Polineuropatia
Derrame	Lesão da medula espinhal
Paralisia do diafragma	Deficiência por maltase ácida

2. É útil medir a força do músculo respiratório no paciente cooperativo com uma diminuição isolada, não explicada na capacidade vital ou na ventilação voluntária máxima. Essas diminuições podem ser sinais precoces de fraqueza do músculo respiratório e podem explicar uma queixa de dispnéia. Outras condições nas quais a fraqueza muscular foi documentada são o lúpus eritematoso sistêmico, o envenenamento por chumbo, esclerodermia e hipertireoidismo.

DICA: uma tosse eficaz em geral não é possível quando a pressão expiratória máxima é menor que 40 cm de H_2O.

Desmaio inexplicado pode ser devido à síncope por tosse no paciente com bronquite crônica grave. Pressões das vias aéreas sustentadas de mais de 300 cmH_2O foram medidas nessa condição durante paroxismos de tosse. Essas pressões são suficientes para reduzir o retorno venoso e, portanto, o débito cardíaco, levando à síncope, ocasionalmente até quando o paciente estiver em posição supina.

3. A medida da força do músculo respiratório na unidade de tratamento intensivo tem sido defendida como uma avaliação de prontidão para desmamar da ventilação mecânica. Um transdutor de pressão pode ser conectado a um adaptador de 15 mm no tubo endotraqueal. Se o teste for realizado para pacientes que não estão intubados (como uma medida de risco de insuficiência respiratória em pacientes com fraqueza do músculo respiratório) é importante ter o vazamento pequeno no aparelho descrito na seção 9B.

Quando as pressões respiratórias máximas são usadas para a avaliação de desmame potencial, uma pressão inspiratória inferior a –20 cmH_2O e uma pressão expiratória superior a +50 cmH_2O foram identificadas como prognosticadoras da capacidade de desmamar muitos pacientes do suporte ventilatório. Contudo, a utilização de um único fator para decidir sobre o desmame potencial não é estimulada. Deve ser mantido em mente que a capacidade de respirar não-assistida depende do equilíbrio entre a capacidade dos músculos respiratórios de realizarem trabalho e da carga de trabalho imposta aos músculos respiratórios pela parede torácica e pelos pulmões.

10

TESTE DE FUNÇÃO PULMONAR PRÉ-OPERATÓRIO

Os objetivos do teste de função pulmonar pré-operatório são: (1) detectar doença pulmonar não-reconhecida, (2) estimar o risco de operação comparado com o benefício potencial, (3) planejar o cuidado perioperatório e (4) estimar a função pulmonar pós-operatória. Vários estudos têm mostrado uma prevalência alta de dano desconhecido da função pulmonar em pacientes cirúrgicos e sugerem que o teste de função pulmonar pré-operatório seja subutilizado. Há evidência de que o tratamento perioperatório apropriado melhore o resultado cirúrgico em pacientes com função pulmonar prejudicada.

10A. QUEM DEVE SER TESTADO?

As indicações para o teste dependem das características do paciente e do procedimento cirúrgico planejado. O Quadro 10-1 lista as características do paciente e os procedimentos cirúrgicos para os quais o teste é recomendado. Acreditamos que o teste pré-operatório deve ser feito em todos os pacientes planejados para qualquer ressecção pulmonar. Também recomendamos o teste antes das operações torácica e abdominal superior em pacientes com doença pulmonar desconhecida e para fumantes com mais de 40 anos de idade (até um quarto desses fumantes tem função pulmonar anormal) porque esses procedimentos apresentam o maior risco para pacientes com função pulmonar prejudicada. Quando uma anormalidade importante é detectada, a intervenção perioperatória apropriada pode reduzir a morbidade e a mortalidade rela-

QUADRO 10-1 **Indicações para teste de função pulmonar pré-operatório**

Paciente
Disfunção pulmonar conhecida
Fumante atual, especialmente se > um maço por dia
Tosse produtiva crônica
Infecção respiratória recente
Idade avançada
Obesidade > 30% sobre o peso ideal
Deformidade da caixa torácica, como cifoescoliose
Doença neuromuscular, como uma esclerose lateral amiotrófica ou miastenia grave
Procedimento
Operação abdominal superior ou torácica
Ressecção pulmonar
Anestesia prolongada

cionadas com a operação. Essa intervenção inclui a utilização de broncodilatadores e a utilização de pós-operatório de espirometria de incentivo. Embora o benefício de parar de fumar antes da operação não tenha sido provado, é prática comum recomendar que fumantes, especialmente aqueles com função pulmonar prejudicada, parem de fumar no pré-operatório.

10B. QUAIS TESTES DEVEM SER FEITOS?

Para pacientes com distúrbios obstrutivos, a espirometria antes e após a terapia com broncoprovocação pode ser teste pré-operatório suficiente. Contudo, para aqueles com obstrução das vias aéreas moderada a grave, a tensão de dióxido de carbono arterial também deve ser medida. O Quadro 10-2 lista orientações gerais para interpretar os resultados do teste com relação ao risco para o paciente.

QUADRO 10-2 **Orientações para estimar riscos pós-operatórios**

Teste	*Risco aumentado*	*Risco alto*
CVF	< 50% previsto	≤ 1,5 L
VEF_1	< 2,0 L ou < 50% previsto	< 1,0 L
VVM		< 50% previsto
$Paco_2$		≥ 45 mmHg

VEF_1, volume expiratório forçado no primeiro segundo; CVF, capacidade vital forçada; VVM, ventilação voluntária máxima; $Paco_2$, tensão de dióxido de carbono arterial.

O risco de procedimentos cirúrgicos para pacientes com distúrbios restritivos não foi tão bem estudado quanto os para pacientes com distúrbios obstrutivos. Recomendamos seguir orientações similares, mas mantendo em mente a causa de restrição (doença parenquimal pulmonar, distúrbios da parede torácica, fraqueza muscular, obesidade).

As indicações para a mensuração da capacidade de difusão de monóxido de carbono (DL_{CO}) não estão claramente estabelecidas. Recomendamos que a DL_{CO} seja mensurada em pacientes com distúrbios restritivos para avaliar a gravidade da anormalidade de troca de gases. Essa anormalidade pode ser mais grave que a esperada a partir do grau de dano ventilatório sozinho.

A oximetria é uma medida barata de troca de gases, mas é relativamente não-específica e insensível, até mesmo quando realizada durante o exercício. Não recomendamos seu uso para determinar risco operatório. Ela é útil, contudo, para monitorar a terapia de oxigênio pós-operatoriamente.

A ventilação voluntária máxima também é usada como um prognosticador de complicações respiratórias pós-operatórias. Ela é menos reproduzível que o volume expiratório forçado no primeiro segundo (VEF_1) e é mais dependente da força e do esforço musculares. Por essas razões ela não é mais usada para determinar a elegibilidade do paciente para pagamentos de incapacidade da Seguridade Social. Contudo, ela não tem um papel na avaliação pré-operatória e parece ser comparável ao VEF_1 para predizer complicações respiratórias pós-operatórias.

10C. ESTUDOS ADICIONAIS

A cintilografia por radionuclídeo quantitativa tem sido usada para determinar a ventilação regional e a perfusão dos pulmões. Os resultados foram usados para melhorar estimativas de função pulmonar pós-operatória, especialmente para pacientes com função pulmonar marginal.

Estudos de exercício cardiopulmonar máximo têm sido usados para a avaliação pré-operatória. Vários autores registraram baixas taxas de complicações pós-operatórias em pacientes com uma captação de oxigênio máxima de mais de 20 ml/kg/min e altas taxas de complicações com uma captação de oxigênio máxima de menos de 15 ml/kg/min. Essa forma de teste requer equipamento sofisticado e considerável experiência técnica. Ela é, entretanto, mais cara que os outros testes. Ainda assim o custo do teste é pequeno comparado com o da maioria dos procedimentos cirúrgicos.

10D. O QUE É RISCO PROIBITIVO?

Vários algoritmos foram desenvolvidos para o cálculo da função pulmonar após ressecção do tecido pulmonar. Uma abordagem requer a estimativa do número de segmentos pulmonares, de um total de 18, que têm probabilidade de serem removidos. Depois, o seguinte cálculo é realizado:

$$\text{VEF}_1 \text{ pré-operatório} \times \frac{\text{n}^{\text{o}} \text{ de segmentos remanescentes}}{18} = \text{VEF}_1 \text{ pós-operatório}$$

(Equação 1)

Assim, se cinco segmentos forem removidos e o VEF_1 pré-operatório for 2,0 L, o VEF_1 pós-operatório previsto é 1,4 L

$$(2 \times \frac{18 - 5}{18} = 1{,}4)$$

O VEF_1 pós-operatório previsto a partir desse cálculo é o nível estimado de função pulmonar após recuperação total, não imediatamente após a operação. Uma recomendação comum é que a ressecção cirúrgica não deve ser realizada se o VEF_1 pós-operatório previsto for menor que 0,8 L. Contudo, vários estudos recentes sugerem que essa não é uma contra-indicação absoluta. Centros especializados com excelente cuidado perioperatório têm registrado morbidade e mortalidade baixas em pacientes gravemente danificados [1].

REFERÊNCIA

1. Cerfolio RJ, Allen MS, Trastek VF, Deschamps C, Scanlon PD, Pairolero PC. Lung resection in patients with compromised pulmonary function. *Ann Thorac Surg* 62:348-351, 1996.

11

TESTES SIMPLES DE CAPACIDADE DE EXERCÍCIO

Em muitos casos o médico tem uma estimativa da capacidade de exercício de um paciente. Isso é baseado na anamnese, nos resultados do exame físico e nos dados pertinentes como radiografias de tórax, eletrocardiograma, contagem de células sanguíneas e testes de função pulmonar padrões, possivelmente incluindo valores de gases sanguíneos arteriais.

Contudo, em algumas situações uma estimativa quantitativa da capacidade de exercício de um paciente é necessária. Antes que estudos de exercícios formais sejam solicitados, alguns testes relativamente simples podem ser realizados. Esses podem ser feitos no consultório ou no laboratório de função pulmonar do hospital. Eles podem prevenir testes mais extensos, fornecendo uma avaliação suficiente da limitação de um paciente.

11A. OXIMETRIA DE EXERCÍCIO

A oximetria de pulso, disponível em muitos hospitais, é um método barato e não-invasivo para estimar saturação de oxigênio arterial na ausência de concentrações significativas de hemoglobinas anormais. Depois que um local apropriado para se exercitar for selecionado e os critérios de segurança de qualidade da oximetria de pulso forem satisfeitos, a saturação de oxigênio em repouso é registrada. Se a saturação em repouso é normal ou próximo do normal, o paciente exercita-se até ficar com falta de ar. Em algumas doenças, como fibrose pulmonar, hipertensão pulmonar e enfisema, os valores em repouso são normais, mas dessaturação inesperada é observada com o exercício. Nessa situação, um passo sensato é repetir o exercício com o paciente respirando oxigênio para determinar se a saturação é facilmente corrigida, e a dispnéia melhorada.

Se a saturação em repouso de um paciente for baixa, essa pode ser toda a informação necessária. Se for prescrito oxigênio suplementar, contudo, a taxa de fluxo de oxigênio que irá fornecer uma saturação de repouso apropriada com esforço médio precisa ser determinada.

Para esses estudos, é importante que a distância e o tempo caminhado sejam registrados. Para prescrever oxigênio, os níveis de exercício (distância caminhada) podem ser comparados sem e com oxigênio suplementar. Em alguns pacientes com doença pulmonar obstrutiva crônica (DPOC) e aqueles com limitações neuromusculares e na parede torácica, cuja detenção de dióxido de carbono pode ser de interesse, os valores dos gases sanguíneos arteriais em repouso, enquanto o paciente está respirando a concentração de oxigênio prescrita, devem ser obtidos. Determinar os valores dos gases sanguíneos arteriais durante o exercício, enquanto respira a concentração de oxigênio prescrita, em geral, não é necessário.

DICA: em algumas situações, a saturação é falsamente baixa quando o oxímetro de pulso é utilizado no dedo. Essas situações incluem calos espessos, luz ambiente excessiva, uso de tonalidades claras de esmaltes para unhas, icterícia e condições com circulação periférica pobre como esclerodermia e doença de Raynaud. Em casos com um sinal de pulso fraco, o lóbulo da orelha é um local alternativo. Se houver qualquer dúvida sobre a fidedignidade das leituras do oxímetro, ou se a leitura não combina com a situação clínica, estudos de gases sanguíneos arteriais são recomendados.

11B. TESTES DE CAMINHADA: 6 E 12 MINUTOS

Esses testes simples de caminhada são úteis para quantificar e documentar com o tempo a capacidade de exercício de um paciente. Eles podem ser utilizados tanto na doença cardíaca quanto na pulmonar com precauções moderadas. Eles também são válidos para quantificar o progresso de pacientes em programas de reabilitação [1].

Os testes são mais bem realizados em um prédio com corredores desobstruídos. Uma distância de 100 pés pode ser mensurada, e o número de voltas, contado. Nenhum teste é superior ao outro. Como o teste de seis minutos é menos exigente, ele é utilizado com mais freqüência, especialmente em muitos pacientes doentes. O paciente é instruído a caminhar para trás e para a frente durante o curso e ir o mais longe possível em seis minutos. O paciente deve ser encorajado por afirmações padronizadas como "Você está indo bem" ou "Mantenha o bom trabalho." Os pacientes podem parar e repousar durante o teste, mas são solicitados a retomar a caminhada o mais cedo possível. A freqüência de

QUADRO 11-1 **Relação de caminhadas de 6 e 12 minutos com a velocidade**

	Distância (pés) caminhada em:	
Velocidade (mph)	*6 min*	*12 min*
3	1.584	3.168
2	1.056	2.112
1	528	1.056
0,5	264	528
0,25	132	264

Equações previstas para a distância caminhada durante o teste de 6 minutos (6MWD) para adultos de idades de 40 a 80 anos. Os resultados são dados em metros (1 metro = 3,28 pés) [2]. Homens: teste caminhada 6 minutos = (7,57 × altura em cm) – (5,02 × idade em anos) – (1,76 × peso em quilos) – 309 metros. Mulheres: teste caminhada 6 minutos = (2,11 × altura em cm) – (5,78 × idade em anos) – (2,29 × peso em kg) + 667 metros (2).

pulso é registrada antes e depois do teste. Idealmente, o teste é repetido depois de um repouso de 10 a 15 minutos, e a maior distância caminhada é registrada. Se o paciente estiver recebendo oxigênio, a taxa de fluxo e o modo de transporte, como unidade carregada ou tracionada, são registrados.

O Quadro 11-1 relaciona as distâncias caminhadas até a taxa média de caminhada em milhas por hora. Recentemente, equações de prognóstico para o teste de seis minutos tornaram-se disponíveis para adultos saudáveis médios de idades de 40 a 80 anos. Esses estão listados no Quadro 11-1. A utilização do teste é duplicada. Primeiro, comparando os resultados de seu paciente com a norma prevista, você obtém uma estimativa do grau de dano do paciente. Segundo, o teste é mais valioso como uma medida da resposta do paciente à terapia ou à progressão da doença.

11C. TESTE DE SUBIR ESCADAS

Durante muitos anos, os médicos usaram o ato de subir escadas para estimar a reserva cardiopulmonar de um paciente. A natureza empírica de subir escadas tem sido um empecilho. Contudo, em um estudo recente pacientes com DPOC subiram escadas até se tornarem limitados por sintomas e pararam [3]. Uma correlação significativa foi encontrada entre o número de degraus escalados e (1) o consumo de oxigênio máximo e (2) a ventilação de exercício máxima. Esse teste é uma outra forma de estimar o risco operatório em pacientes com DPOC que vão submeter-se à operação torácica. O estudo descobriu que, em média, a capacidade para subir 83 degraus era equivalente a um consumo de oxigênio máximo (VO_2 máx) de 20 ml/kg/min. A capacidade de alcançar um consumo de oxigênio máximo de 20 ml/kg/min foi registrada estar associada a complicações de febre após ressecção pulmonar ou toracotomia.

Subir escadas é mais incômodo que a caminhada de 6 ou 12 minutos. Contudo, empurra muitos pacientes mais próximos do seu consumo de oxigênio máximo, o VO_2 máx, um ponto final de significado fisiológico maior.

11D. RESERVA VENTILATÓRIA

Mensurar a ventilação de um paciente durante uma determinada tarefa ou exercício fornece uma estimativa da demanda daquela tarefa. Existem maneiras simples de medir a ventilação-minuto. Nós e outros pesquisadores descobrimos que medidores de gás recondicionado (como os utilizados por companhias de gás) são precisos. Através de uma válvula de duas vias, o ar expirado é direcionado através do medidor. A revolução do indicador de metros pode ser convertida para litros por minuto.

A definição de reserva ventilatória (RV) é dada por essa relação:

$$VR = \frac{\text{VVM} - \text{ventilação de exercício } (\dot{V}\text{E})}{\text{VVM}} \times 100 \qquad \text{(Equação 1)}$$

Dada a ventilação voluntária máxima (VVM) de 60 L/min e uma ventilação de exercício ($\dot{V}$e) de 30 L/min durante uma determinada tarefa, a RV é de 50% $\left(\frac{60-30}{60}\right)$. Quanto maior a $\dot{V}$E, mais baixa a reserva e maior probabilidade de o paciente se tornar dispnéico. Uma RV menor que 50% é em geral associada à dispnéia. Uma outra abordagem é subtrair a $\dot{V}$E da VVM. Um valor de VVM – $\dot{V}$E menor que 20 L/min indica limitação ventilatória grave.

11E. GRAU DE INCAPACIDADE RESPIRATÓRIA

Uma outra abordagem para estimar a incapacidade respiratória é baseada na redução de porcentagem em vários testes de função pulmonar. Uma recomendação apresentada pela Sociedade Torácica Americana está resumida no Quadro 11-2. Ela fornece orientações úteis. Se um paciente se queixa de dispnéia grave, mas os testes mostram apenas incapacidade suave a moderada, outras causas que não-respiratórias devem ser procuradas. Se não existir nenhuma, o teste de exercício cardiopulmonar deve ser apropriado.

QUADRO 11-2 **Estimativa de incapacidade respiratória baseada nos resultados de testes de função pulmonar**

	Teste*				
Condição	*CVF*	*VEF_1*	*VEF_1/CVF*	*DL_{CO}*	*$\dot{V}O_2$ máx*
Normal	> 80	> 80	> 75	> 80	> 75
Incapacidade leve	60-80	60-80	60-75	60-80	60-75
Incapacidade moderada (incapaz de satisfazer os requisitos físicos de muitas tarefas)	50-60	40-60	40-60	40-60	40-60
Incapacidade grave (incapaz de satisfazer muitas demandas de trabalho, incluindo se deslocar até o trabalho)	< 50	< 40	< 40	< 40	< 40

*Todos os testes se referem à porcentagem do valor previsto normal para um indivíduo.

DL_{CO}, capacidade de difusão de monóxido de carbono; VEF_1, volume expiratório forçado no primeiro segundo; CVF, capacidade vital forçada; $\dot{V}O_2$ máx, consumo de oxigênio máximo.

Dados do Ad Hoc Committee on Impairment/Disability Evaluation: Evaluation of impairment/disability secondary to respiratory disorders. *Am Ver Respir Dis* 133:1205-1209, 1986.

11F. TESTE DE EXERCÍCIO CARDIOPULMONAR

O teste de exercício cardiopulmonar requer equipamento sofisticado e deve ser realizado apenas por laboratórios com rigoroso controle de qualidade, direção fisiológica experiente, supervisão médica apropriada e experiência considerável para fazer esses testes [4]. Muitas variáveis de trocas de gases e de função cardíaca, muitas vezes que requerem um cateter arterial de demora para determinações de gases sanguíneos repetidas, são mensuradas. As mensurações incluem ventilação, consumo de oxigênio ($\dot{V}O_2$), produção de dióxido de carbono ($\dot{V}CO_2$), ventilação no espaço morto e gradientes de oxigênio arterial-alveolar. Em alguns laboratórios, o $\dot{V}O_2$ e a $\dot{V}CO_2$ são mensurados respiração por respiração. Também são mensurados a freqüência cardíaca, a pressão sanguínea e os níveis de lactato, e eletrocardiografia é realizada.

Algumas das indicações para teste de exercício cardiopulmonar são as seguintes:

1. Distinguir entre causas cardíacas e pulmonares de dispnéia em casos complexos.
2. Determinar se os sintomas do paciente são devidos ao descondicionamento.
3. Detectar o paciente simulador.
4. Fornecer avaliação de incapacidade em casos-problema.
5. Determinar se o paciente pode satisfazer os requisitos do trabalho de uma determinada ocupação.

REFERÊNCIAS

1. Crapo RO, Casaburi R, Coates AL, et al. ATS statement: Guidelines for the six-minute walk test. *Am J Respir Crit Care Med* 166:111-117, 2002.
2. Enright PL, Sherrill DL. Reference equations for the six-minute walk in healthy adults. *Am J Respir Crit Care Med* 158:1384-1387, 1998.
3. Pollock M, Roa J, Benditt J, Celli B. Estimation of ventilatory reserve by stair climbing: A study in patients with chronic airflow obstruction. *Chest* 104:1378-1383, 1993.
4. Jones NL, Killian KJ. Exercise limitation in health and disease. *N Engl J Med* 343:632-641, 2000.

12

PADRÕES EM VÁRIAS DOENÇAS

Existem padrões de anormalidades de testes de função pulmonar que são típicos para muitos pacientes com uma doença particular. O Quadro 12-1 expandido no Quadro 3-1, adicionando dados sobre volumes pulmonares, valores de gases sanguíneos arteriais, capacidade de difusão, complacência e resistência pulmonar, o teste de lavagem do nitrogênio com respiração única e pressões respiratórias máximas. Deve ser enfatizado que um diagnóstico clínico não é feito a partir desses resultados de testes únicos. Antes, eles quantificam o dano pulmonar e têm que ser interpretados no contexto do quadro clínico total. Para essa discussão, a doença obstrutiva é categorizada dentro de quatro condições: enfisema, bronquite crônica, doença pulmonar obstrutiva crônica e asma. Condições restritivas são divididas naquelas por causa da doença parenquimal pulmonar e causas extrapulmonares.

12A. ENFISEMA

O enfisema puro (como deficiência de α_1-antitripsina) está associado à hiperinsuflação (capacidade pulmonar total aumentada [CPT]); uma perda significativa de elasticidade pulmonar (pressão de recuo diminuída na CPT e complacência estática aumentada do pulmão [PCPT e CL_{stat}]) e muitas vezes uma diminuição substancial na capacidade de difusão do monóxido de carbono (DL_{CO}, refletindo destruição dos alvéolos). A tensão arterial de repouso de oxigênio (PaO_2) e de dióxido de carbono ($PaCO_2$) é geralmente normal a menos que a condição esteja muito avançada. Bolhas, predominantemente nos campos pulmonares inferiores, são típicas na deficiência de α_1-antitripsina.

QUADRO 12-1 Padrões de testes de função pulmonar na doença

		Doença								
						Restritiva				
Teste	*Unidades*	*Enfisema*	*Bronquite crônica*	*Doença pulmonar obstrutiva crônica*	*Asma*	*Intra-pulmonar*	*Extra-pulmonar*	*Doença neuro-muscular*	*Insufi-ciência cardíaca congestiva*	*Obesi-dade*
CVF	L	(N)→↓	(N)→↓	(N)→↓	↓	↓	↓	N→↓	↓	N→↓
VEF_1	L	↓	↓	↓	↓	↓	↓	N→↓	↓	N→↓
VEF_1/CVF	%	↓	↓	↓	N→↓	N→↑	N	N	N→↓	N
FEF_{25-75}	L/s	↓	↓	↓	↓	N→↓	↓	N→↓	↓	N
PFF	L/min	↓	↓	↓	↓	N→↓	↓	N→↓	↓	N
VVM	L/min	↓	↓	↓	↓	N→↓	↓	N→↓	↓	N→↓
FEF_{50}	L/s	↓	↓	↓	↓	N→↓	↓	N→↓	↓	N
Declive da curva FV		↓	↓	↓	N→↓	↑	N→↓	N	N→↓	N
CPT	L	↑	N→↑	↑	N→↑	↓	↓	N→↓	↓	N→↓
VR	L	↑	↑	↑	↑	↓	↓	N→↑	↑→N→↓	↓→N→↑
VR/CPT	%	↑	↑	↑	↑	N	N→↑	N→↑	↑→N→↓	↓→N→↑
DL_{CO}	mL/mmHg/min	↓	N→↓	N→↓	↑→N→↓	↓	N→↓	N→↓	↓	N→↑
DL/V_A	mL/mmHg/min	↓	N→↓	N→↓	↑→N→↓	N→↓	N	N	↓	N→↑

PaO_2	torr*	N→↓	↓	N→↓	N→↓	↓	N	N→↓	N→↓	N→↓
SaO_2	%	N→↓	↓	N→↓	N→↓	↓	N	N→↓	N→↓	N→↓
$PaCO_2$	torr*	N→↑	↑	N→↑	N→↓	N→↓	N	N→↑	N→↓	N
pH	-log [H+]	N→↓	N→↓	N→↓	N→↑	N→↑	N	N→↓	N→↑	N
Rva	$cmH_2O/L/s$	↑	↑	↑	↑	↓→N→↑	N→↑	N→↑	N→↑	N
CL_{stat}	L/cmH_2O	↑	N	N→↑	N→↑	↓	N	N	N→↓	N
CL_{dyn}	L/cmH_2O	↓	N→↓	N→↓	N→↓	↓	N	N	N→↓	N
PCPT	cmH_2O	↓	N	N→↓	↓	N→↑	N→↓	N→↓	N→↓	N→↓
Fase III	% N_2/L	↑	↑	↑	↑	N→↑	N	N	N→↑	N
Fase IV	% capacidade vital	A	↑→A	↑→A	↑→A	N→↑	N	N	N→↑	N
PEmáx	cmH_2O	N→↓	↑	↓→N→↑	N	N→↓	N→↓	↓↓	N	N
PImáx	cmH_2O	↓	N	N→↓	N	N→↑	N→↑	↓↓	N	N

*torr, equivalente à mmHg.

A, muitas vezes ausente; N, normal; (N), ocasionalmente normal; →, até; ↑, aumentado; ↓, diminuído; CL_{dyn}, complacência dinâmica do pulmão; CL_{stat}, complacência estática do pulmão; DL_{co}, capacidade de difusão do monóxido de carbono; DL/VA, capacidade de difusão do pulmão, volume alveolar; FEF_{25-75}, taxa de fluxo expiratório forçado sobre os 50% da CVF; FEF_{50}, fluxo expiratório forçado após 50% de a CVF ter sido expirada; VEF_1, volume expiratório forçado no primeiro segundo; FV, fluxo-volume; CVF, capacidade vital forçada; VVM, ventilação voluntária máxima; $PaCO_2$, tensão de dióxido de carbono arterial; PaO_2, tensão do oxigênio arterial; PFE, pico de fluxo expiratório; PEmáx, pressão expiratória máxima; PImáx, pressão inspiratória máxima; PCPT, pressão de recolhimento pulmonar na CPT; Rva, resistência das vias aéreas; VR, volume residual, SaO_2, saturação de oxigênio arterial; CPT, capacidade pulmonar total.

12B. BRONQUITE CRÔNICA

A bronquite crônica pura é tipicamente encontrada em fumantes de cigarro com uma tosse produtiva crônica e infecções respiratórias freqüentes. Em comparação com o enfisema, o recuo pulmonar é muitas vezes normal, mas a PaO_2 pode ser baixa e associada à retenção de dióxido de carbono ($PaCO_2$ aumentada).

12C. DOENÇA PULMONAR OBSTRUTIVA CRÔNICA

Os pulmões de muitos fumantes que desenvolvem doença pulmonar obstrutiva crônica mostram uma mistura de enfisema e bronquite crônica. Os testes refletem contribuições dos dois processos de doença. Por exemplo, a hiperinsuflação tende a ser maior que na bronquite crônica pura, mas a retenção de dióxido de carbono pode não estar presente.

12D. ASMA

Como a função pulmonar pode estar normal entre os ataques, os dados no Quadro 12-1 refletem aqueles durante um ataque moderado em um não-fumante. As mudanças são como aquelas na doença pulmonar obstrutiva crônica, exceto pela tendência para a hiperventilação e alcalose respiratória (pH aumentado, $PaCO_2$ diminuída). Também, a resposta aos broncodilatadores (não-mostrada no Quadro 12-1) é tipicamente muito notável. Na redução, todos os resultados de testes, com a exceção ocasional da relação volume residual/capacidade pulmonar total (VR/CPT), podem retornar ao normal; contudo, o teste de broncoprovocação à metacolina ainda pode estar positivo. A relação de volume expiratório forçado no primeiro segundo para a capacidade vital forçada (VEF_1/CVF) pode ser normal, especialmente durante um ataque leve. A DL_{CO} pode estar normal, aumentada ou diminuída.

12E. RESTRIÇÃO PULMONAR

A fibrose pulmonar idiopática é o exemplo clássico de um processo restritivo intrapulmonar. Os fluxos expiratórios máximos podem ser normais ou baixos, a capacidade de difusão diminuída, a pressão de recolhimento pulmonar total geralmente aumentada, a complacência pulmonar diminuída e o declive da curva de fluxo-volume expiratório acentuado.

QUADRO 12-2 **Causas de doença restritiva**

Pulmonar
- Fibrose pulmonar e pneumonite intersticial
- Asbestose
- Neoplasias, incluindo carcinoma linfangítico
- Pneumonia
- Sarcoidose
- Bronquiolite obliterante com pneumonia organizada (BOOP)
- Pneumonite por hipersensibilidade
- Proteinose alveolar
- Histiocitose X (histiocitose de célula de Langerhans ou granuloma eosinófilo)
- Operação de ressecção pulmonar
- Atelectasia

Extrapulmonar
- Cavidade pleural
  - Efusão pleural
  - Pneumotórax
  - Fibrotórax
  - Aumento cardíaco
- Neuromuscular
  - Paralisia diafragmática
  - Doenças neuromusculares, incluindo esclerose lateral amiotrófica, miastenia grave, polimiosite
- Parede torácica
  - Cifoescoliose
  - Espondilite anquilosante
  - Toracoplastia
  - Ascites
  - Gravidez

Algumas outras condições parenquimais que causam restrição estão listadas no Quadro 12-2. Contudo, nem todas elas produzem sempre o quadro clássico descrito aqui. O declive da curva fluxo-volume pode não estar aumentado e o recuo pulmonar pode não estar alterado, em parte porque a restrição pode ser combinada com obstrução. Exemplos são envolvimento endobrônquico na sarcoidose e na tuberculose. Esse padrão misto também é freqüente na fibrose cística e no granuloma eosinófilo (histiocitose X) e é notável na linfangioleiomiomatose.

12F. RESTRIÇÃO EXTRAPULMONAR

No caso de restrição extrapulmonar, o parênquima pulmonar é considerado normal. As causas mais freqüentes desse tipo de restrição estão listadas no Quadro 12-2. As principais anormalidades são os volumes pulmonares diminuídos geralmente com troca de gases normal. Como a DL_{CO} é um tanto volume-dependente, ela pode estar reduzida. A ressecção em um pulmão normal por outro lado também se ajusta com esse padrão.

Graus acentuados de restrição, como na cifoescoliose avançada, podem levar à insuficiência respiratória com troca de gás anormal.

12G. DOENÇA NEUROMUSCULAR

A indicação de doença neuromuscular precoce é uma diminuição na força do músculo respiratório refletida em diminuições nas pressões expiratória e inspiratória máximas. Nesse estágio, todos os outros resultados de testes podem estar normais apesar de o paciente se queixar de dispnéia por esforço. À medida que o processo progride, a ventilação voluntária máxima é a próxima a diminuir, seguida por diminuições na CVF e na CPT junto ao dano de troca de gás. Por fim, o quadro ajusta-se como de distúrbio extrapulmonar restritivo.

Esses padrões são mais freqüentes na esclerose lateral amiotrófica, na miastenia grave e na polimiosite. Eles também foram observados na siringomielia, na distrofia muscular, no parkinsonismo, em várias miopatias e na síndrome de Guillain-Barré.

12H. INSUFICIÊNCIA CARDÍACA CONGESTIVA

Os efeitos da insuficiência cardíaca do lado esquerdo com congestão pulmonar sobre a função de um pulmão normal muitas vezes não são observados. Em alguns casos, a modificação predominante é a de restrição pura com uma relação VEF_1/CVF normal, fluxos diminuídos em proporção à CVF e um declive de curva de fluxo-volume normal. A radiografia de tórax pode sugerir fibrose intersticial.

Em outros casos, pode haver um padrão restritivo-obstrutivo misto com diminuições no fluxo fora da proporção para redução de volume. A relação VEF_1/CVF é reduzida, como é o declive da curva de fluxo-volume. O componente obstrutivo é em parte devido ao edema peribrônquico, que estreita as vias aéreas e produz "asma cardíaca". De interesse, o resultado do teste de broncoprovocação àmetacolina pode ser positivo por razões que não estão claras.

Em anos anteriores, a eficácia da terapia para congestão pulmonar era às vezes monitorada mensurando-se mudanças na capacidade vital. A insuficiência cardíaca congestiva é destacada aqui porque ela é muitas vezes negligenciada como uma possível causa de um padrão restritivo ou obstrutivo.

12I. OBESIDADE

Uma questão freqüente é se as mudanças nos resultados de testes de função pulmonar são explicadas pela obesidade. Os dados são escassos sobre obesidade e função pulmonar em pacientes não-fumantes, normais. Um estudo [1] incluiu pacientes maciçamente obesos, *não-fumantes*, normais, com idades de 19 a 32 anos (média 25 anos). Os pacientes foram classificados por sua relação peso/altura (kg/cm) (normal 0,5 ou menos). A relação nos pacientes mais pesados variou entre 1,0 e 1,10. Houve um pequeno aumento progressivo na DL_{CO} com relação crescente. Apenas os pacientes mais pesados tiveram diminuições na CPT, na capacidade vital e na ventilação voluntária máxima para 79, 69 e 61% do previsto, respectivamente. Os fluxos expiratórios e o VEF_1 permaneceram normais. O estudo indica que a função é alterada apenas com obesidade maciça (170 kg em um paciente com 1,68 m, por exemplo) e apenas levemente em adultos jovens saudáveis. Contudo, os efeitos adversos da obesidade podem ser maiores nos pacientes mais velhos e em fumantes. Entretanto, em comparação com o estudo descrito anteriormente estão os achados sobre o efeito de ganho de peso na função pulmonar em pacientes mais velhos com doença pulmonar obstrutiva leve a moderada [2]. Esses pacientes ganharam peso quando pararam de fumar. Os homens tiveram uma perda de CVF de 17,4 ml/kg ganho e uma perda de VEF_1 de 11,1 ml/kg de peso ganho. As mulheres mostraram mudanças similares, mas menores, perdendo CVF em uma taxa de 10,6 ml/kg e VEF_1 em uma taxa de 5,6 ml/kg de peso ganho.

REFERÊNCIAS

1. Ray CS, Sue DY, Bray G, Hansen JE, Wasserman K. Effects of obesity on respiratory function. *Am Ver Respir Dis* 128:501-506. 1983.
2. Wise RA, Enright PL, Connett JE, et al. Effect of weight gain on pulmonary function after smoking cessation in the Lung Health Study. *Am J Respir Crit Care Med* 157:866-872. 1998.

13

QUANDO TESTAR E O QUE SOLICITAR

As recomendações para testes *pré-operatórios* são listadas no Capítulo 10. Embora haja muitas outras situações nas quais o teste de função pulmonar seja indicado, por razões que não estão claras, esses testes não são utilizados. Este capítulo descreve situações nas quais o teste é justificado e inclui os testes básicos a serem solicitados. Dependendo dos resultados de testes iniciais, estudos adicionais podem ser indicados.

13A. O FUMANTE

Mesmo que os fumantes tenham sintomas respiratórios mínimos, eles devem ser testados aproximadamente aos 40 anos. Dependendo dos resultados e dos hábitos de um paciente fumante, repetir o teste a cada três ou cinco anos é aceitável. A lógica para o teste precoce é mostrada na Figura 13-1. Isso mostra o padrão típico de desenvolvimento de doença pulmonar obstrutiva crônica (DPOC). A espirometria é o primeiro teste a ter resultados anormais. A tosse inócua do fumante pode indicar obstrução importante das vias aéreas. Quando confrontado com um resultado de teste anormal, um paciente pode muitas vezes ser convencido a fazer uma séria tentativa de parar de fumar, que é um passo muito importante para melhorar a saúde. A Figura 13-2 mostra as taxas médias de declínio na função em fumantes e não-fumantes. Quanto mais rápido a perda de função puder ser interrompida no fumante, maior será a expectativa de vida.

Teste: espirometria antes e depois da broncoprovocação.

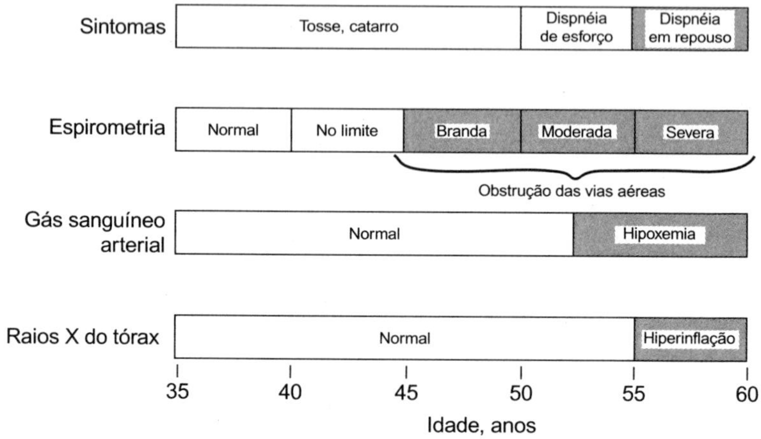

FIG. 13-1. Progressão dos sintomas na doença pulmonar obstrutiva crônica (DPOC) refletida através da espirometria, de estudos de gás sanguíneo e radiografias torácicas como uma função da idade em um caso típico. A espirometria pode detectar DPOC anos antes de a dispnéia significativa ocorrer. (De PL Enright, RE Hyatt [eds.] *Office Spirometry: A Practical Guide to the Selection and Use of Spirometers*. Filadélfia: Lea & Febiger, 1987. Com permissão da Fundação Mayo.)

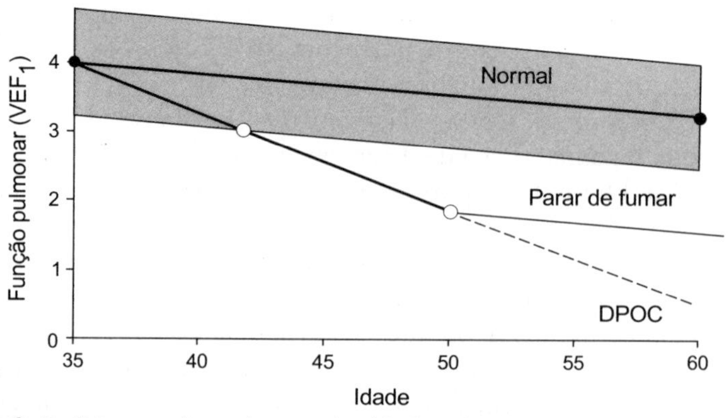

FIG. 13-2. Declínio normal no volume expiratório forçado no primeiro segundo (VEF_1) com a idade contrastado com o declínio acelerado na doença pulmonar obstrutiva crônica (DPOC). O parar de fumar pode deter este declínio rápido. (De PL Enright, RE Hyatt [eds.] *Office Spirometry: A Practical Guide to the Selection and Use of Spirometers*. Filadélfia: Lea & Febiger, 1987. Com permissão da Fundação Mayo.)

13B. DOENÇA PULMONAR OBSTRUTIVA CRÔNICA

Mesmo que o diagnóstico clínico de DPOC seja definido, é importante quantificar o grau de dano de função pulmonar. Um volume expiratório forçado no primeiro segundo (VEF_1) de 50% do previsto fornece o prognóstico de doença incapacitante futura. Um VEF_1 de menos de 800 ml prognostica futura retenção de dióxido de carbono (insuficiência respiratória).

Repetir a espirometria a cada um ou dois anos estabelece a taxa de declínio de valores como o VEF_1. O VEF_1 cai uma média de 60 ml/ano em pessoas com DPOC, comparado com 25 a 30 ml/ano em pacientes normais. Uma taxa de declínio excessiva pode indicar um componente asmático que poderia beneficiar-se de esteróides inalados.

Testes: 1. Inicialmente, a espirometria antes e após a broncoprovocação e a determinação da capacidade de difusão do monóxido de carbono (DL_{CO}). Estudos de gases sanguíneos arteriais são recomendados quando o VEF1 é menor que 50% do previsto.

2. Inicialmente, se disponível, volumes pulmonares estáticos como a capacidade pulmonar total (CPT) e o volume residual (VR).

3. Teste de acompanhamento com espirometria em geral é adequado.

13C. ASMA

É importante certificar-se de que o paciente com asma aparente realmente tem essa doença. Lembre-se que "nem tudo que chia é asma." Lesões nas vias aéreas principais podem causar estridor ou chiado, que tem sido confundido com asma. A alça de fluxo-volume muitas vezes identifica tais lesões (seção 2K, página 19).

O teste também é importante em pacientes com asma em diminuição ou com sintomas mínimos. Isso fornece uma linha-base contra a qual comparar resultados de testes de função durante um ataque e dessa forma quantificar a gravidade do episódio.

O paciente deve ser ensinado a utilizar um aparelho de pico de fluxo. Ele deve estabelecer uma linha-base de fluxos expiratórios máximos quando a asma está em diminuição medindo os fluxos a cada manhã e a cada noite antes de fazer qualquer tratamento. Depois o paciente deve continuar a medir e registrar fluxos máximos diariamente.

DICA: é crucial que os pacientes sejam ensinados a utilizar um aparelho de pico de fluxo corretamente. Eles devem fazer uma inalação *máxima*, colocar os lábios ao redor do bocal (um clipe no nariz não é necessário) e dar um *sopro curto, forte*. Eles devem evitar fazer uma expiração completa; a expiração deve imitar a expiração rápida usada para apagar velas em um bolo.

Monitorar o estado pulmonar do paciente com asma é extremamente importante. Uma exacerbação em geral é precedida por um declínio gradual do pico de fluxo, que o paciente pode não perceber. Com o tempo, o paciente torna-se sintomático e dispnéico, os fluxos podem ter deteriorado muito. Uma diminuição de aproximadamente 20% do fluxo máximo de linha-base livre de sintomas em geral significa que os tratamentos devem ser retomados ou aumentados e o médico contatado. Deve ser salientado para o paciente e para a família que a asma é uma doença séria, *potencialmente fatal* e que ela deve ser respeitada e monitorada e tratada apropriadamente. Hipersensibilidade acentuada das vias aéreas e função altamente variável são anunciadores de ataques graves.

Testes: 1. A avaliação inicial inclui espirometria antes e após a broncoprovocação – a determinação de DL_{CO} é opcional. Se houver alguma questão sobre o diagnóstico, um estudo de broncoprovocação à metacolina deve ser feito (Capítulo 5).

2. Para monitorar diariamente, um aparelho de pico de fluxo máximo deve ser utilizado.

3. Monitoramento periódico (anual) com espirometria e broncoprovocação (mais freqüentemente em casos graves).

13D. RINITE ALÉRGICA

A rinite alérgica é muitas vezes associada às vias aéreas hiper-reativas assintomáticas. Ela pode evoluir para asma. Assim, estabelecer uma função de linha-base e reatividade das vias aéreas do paciente é justificada.

Testes: espirometria antes e após a broncoprovocação. Se a resposta da broncoprovocação for normal, mas ainda existir preocupação, um estudo de broncoprovocação à metacolina (Capítulo 5) é indicado.

13E. RADIOGRAFIA DE TÓRAX COM PADRÃO ALVEOLAR OU INTERSTICIAL DIFUSO

Vários distúrbios podem se apresentar com esses padrões (Quadro 12-2, página 113). Os testes de função pulmonar são realizados para responder às seguintes questões: os volumes pulmonares estão diminuídos e, se estão, em que grau? A capacidade de difusão está reduzida? Há dessaturação de oxigênio arterial em repouso ou com exercício? Não raro a saturação de oxigênio esteja normal em repouso, mas diminua durante o exercício. Os testes também são usados para acompanhar o curso da doença e a resposta à terapia.

Testes: 1. Espirometria antes e após a broncoprovocação, determinação de DL_{CO} e oximetria de pulso em repouso e durante o exercício. A broncoprovocação é usada porque um paciente com vias aéreas hiper-reativas próprias pode desenvolver um desses distúrbios.

2. Volumes pulmonares estáticos (como CPT e VR) e complacência pulmonar e pressão de recolhimento na CPT (se disponível).

DICA: raramente, um padrão intersticial ou alveolar é associado a uma DL_{CO} aumentada. Isso pode ocorrer com hemorragia intra-alveolar, como uma hemossiderose idiopática (síndrome de Goodpasture), na qual a hemoglobina nos alvéolos se une ao monóxido de carbono. A DL_{CO} diminuirá à medida que o processo melhorar.

13F. DISPNÉIA DE ESFORÇO

Em *quase todos os casos* de dispnéia de esforço, os testes de função pulmonar devem ser realizados. Essa abordagem se aplica mesmo se a anormalidade principal parece ser não-pulmonar. Temos visto pacientes com dispnéia que receberam estudos cardiovasculares, caros e elaborados antes que estudos de função pulmonar fossem feitos e os pulmões provaram ser a causa da dispnéia. Também o broncospasmo induzido pelo exercício, muitas vezes associado à inalação de ar frio, pode ser uma causa de dispnéia por esforço.

Testes: espirometria antes e após os dilatadores e teste de DL_{CO}. Determinação de saturação de oxigênio em repouso e exercício podem ser apropriados. Para a avaliação de broncospasmo, um teste de broncoprovocação à metacolina deve ser feito. Em casos difíceis, o teste de exercício cardiopulmonar pode ser útil (página 107).

13G. RIGIDEZ DO TÓRAX

É a rigidez causada por angina ou broncospasmo episódico? A distinção nem sempre é fácil. A dispnéia é muitas vezes associada a qualquer distúrbio. Se houver dúvida, testar a função pulmonar, além da avaliação cardíaca, é garantido.

Testes: espirometria antes e após a broncoprovocação. O teste de broncoprovocação à metacolina é feito se o broncospasmo permanecer uma possibilidade distinta.

13H. TOSSE CRÔNICA SEM EXPLICAÇÃO

Alguns pacientes têm tosse que não está relacionada com a bronquite crônica, bronquiectasia ou uma infecção viral atual. Em geral a tosse é não-produtiva. As causas mais freqüentes estão listadas no Quadro 13-1. Obviamente, muitas causas são não-pulmonares. Aquelas nas quais o teste de função pulmonar pode ser útil são asma, insuficiência cardíaca congestiva, doença intersticial difusa e tumores na traquéia.

Testes: espirometria antes e após a broncoprovocação, teste de D_{LCO}, broncoprovocação à metacolina. Uma alça do fluxo-volume também deve ser considerada.

> **DICA:** em pacientes cuja tosse segue uma traqueíte viral, esteróides sistêmicos ou inalados podem fornecer alívio, presumivelmente diminuindo a inflamação latente que está estimulando os receptores da tosse.

13I. DOENÇA DA ARTÉRIA CORONÁRIA

Como muitos pacientes com doença da artéria coronária (DAC) foram fumantes, eles têm um risco aumentado de também ter DPOC. Um caso for-

QUADRO 13-1 Causas freqüentes de tosse crônica

Gotejamento pós-nasal
Asma
Refluxo gastroesofágico
Insuficiência cardíaca congestiva
Doença intersticial difusa
Traqueíte pós-viral
Utilização de inibidor de enzima convertendo para angiotensina
Carcinoma broncogênico
Várias
Tumores traqueais
Arterite temporal
Distrofia muscular oculofaríngeo
Colite ulcerativa
Corpo estranho

te pode ser feito para testar todos esses pacientes para avaliar sua função pulmonar. E, conforme observado na seção 12H (página 114), a própria insuficiência cardíaca congestiva pode melhorar a função pulmonar.

Teste: espirometria antes e após a broncoprovocação.

DICA: além dos pacientes com DAC, aqueles com hipertensão podem precisar ser testados, especialmente se a terapia com bloqueadores β-adrenérgicos for planejada. Estes em geral são contra-indicados na DPOC.

13J. BRONQUITE OU PNEUMONIA RECORRENTE

Não raramente, a asma é confundida com ataques recorrentes de bronquite. Esse erro pode ser evitado com teste de função pulmonar apropriado.

Um subconjunto de pacientes tem surtos recorrentes de pneumonia apresentando-se como pequenos infiltrados pulmonares. Vimos vários desses pacientes cujo problema básico era asma oculta. Presumivelmente a broncoconstrição interferia com a limpeza mucociliar, predispondo, assim, à pneumonia. A utilização regular de esteróides inalados e β-agonistas levaram à correção do problema.

Testes: espirometria antes e após a broncoprovocação. O teste de broncoprovocação à metacolina é realizado se o broncospasmo permanecer uma possibilidade

13K. DOENÇA NEUROMUSCULAR

Há duas razões para se realizar testes de função pulmonar, incluindo testes de pressão respiratória máxima, em pacientes com doença neuromuscular. Primeiro, a dispnéia freqüentemente se desenvolve nesses pacientes e é importante estabelecer a patogênese da queixa. Ela pode ser de origem pulmonar ou cardíaca. Os testes de função pulmonar ajudam a responder a questão. Segundo, os testes podem ser úteis para acompanhar o curso da doença.

Testes: espirometria antes e após o dilatador, teste de DL_{CO} e determinação de pressões respiratórias máximas

13L. EXPOSIÇÕES OCUPACIONAIS E AMBIENTAIS

O Quadro 13-2 lista substâncias e ocupações que podem produzir anormalidades pulmonares refletidas em resultados anormais de testes pulmonares. Algumas indústrias perspicazes estão monitorando a função pulmonar

QUADRO 13-2 **Exposições ocupacionais e ambientais que podem levar a condições pulmonares**

Poeiras industriais
- Pó de carvão mineral (pneumoconiose de carvoeiros)
- Asbesto (asbestose, placas na pleura, efusão pleural)
- Sílica, quartzo (silicatose)
- Pó de algodão (bissinose)
- Berílio (beriliose)
- Talco (talcose)

Asma ocupacional
- Plásticos
- Isocianato
- Descamação animal, urina, fezes
- Pós de enzima
- Pó de café e chá
- Pó de grão
- Fumaça de cloreto de polivinil (PVC)
- Cedro vermelho do oeste – pós de madeira

Hipersensibilidade à pneumonite
- Pulmão de fazendeiro
- Doença do criador de pássaros
- Trabalhadores com cogumelos, outros pós-bolorentos
- Umidificadores

dos trabalhadores regularmente. O teste protege o trabalhador e o empregador.

Testes: espirometria antes e após o dilatador.

13M. DOENÇAS SISTÊMICAS

Várias condições não-pulmonares estão freqüentemente associadas à função pulmonar alterada. Algumas das mais comuns estão listadas a seguir, seguidas pelos resultados do teste de função pulmonar comumente anormais.

1. Artrite reumatóide: a redução da DL_{CO} é muitas vezes a primeira mudança. A capacidade vital também pode estar reduzida, e a obstrução do fluxo de ar ocorre em alguns casos.
2. Esclerodermia (esclerose sistêmica): DL_{CO} reduzida é a primeira mudança, causada por fibrose mínima muitas vezes não-visível por radiografia. Mais tarde, os volumes pulmonares podem diminuir.

3. Lúpus eritematoso sistêmico: doença inicial na $D_{L_{CO}}$. Mais tarde os volumes podem diminuir dramaticamente, produzindo um "pulmão invisível", que pode estar mais relacionado com a fraqueza do músculo respiratório que com a fibrose pulmonar.
4. Granulomatose de Wegener: padrões restritivos e obstrutivos podem ser encontrados, bem como lesões das vias aéreas principais.
5. Dermatomiosite: fraqueza muscular e $D_{L_{CO}}$ diminuída ocorrem com freqüência.
6. Cirrose hepática: em alguns casos encontra-se dessaturação de oxigênio arterial. Isso é devido ao desenvolvimento de derivações arteriovenosas nos pulmões ou no mediastino. Em muitos casos, a saturação é mais baixa quando o paciente está de pé (em vez de deitado), chamado ortodesoxia.
7. Policondrite recidivante: degeneração inflamatória da cartilagem traqueal e brônquica pode levar à redução importante nos fluxos expiratórios, um padrão obstrutivo.
8. Síndrome de Sjögren: aproximadamente metade dos pacientes afetados tem obstrução das vias aéreas resistente aos broncodilatadores.

14

ABORDAGENS PARA A INTERPRETAÇÃO DOS TESTES DA FUNÇÃO PULMONAR

Diferentes especialistas seguem diferentes abordagens para a interpretação da função pulmonar. Não existe nenhum padrão universalmente aceito para a interpretação, porém os dois padrões mais comumente citados são a *American Thoracic Society Disability Standard* (Padrão da Incapacidade da Sociedade Torácica Americana) de 1996 [1] e a declaração da *American Thoracic Society* (Sociedade Torácica Americana) de 1991 [2].

Este capítulo descreve três abordagens. A primeira utiliza a curva do fluxo-volume e os valores previstos normais. A segunda utiliza os dados do teste sem a curva de fluxo-volume. A terceira utiliza o teste da função pulmonar *crib sheet* desenvolvido na Clínica de Mayo – Divisão Pulmonar e Medicina de Cuidado Crítico e Interna, como uma ferramenta de instrução para médicos residentes e colegas.

14A. CURVA DE FLUXO-VOLUME DISPONÍVEL

Passo I

Examine a *curva de fluxo-volume*. Existe alguma limitação ventilatória (que é, alguma perda da área)? Se não, o resultado do teste é mais provável de ser normal.

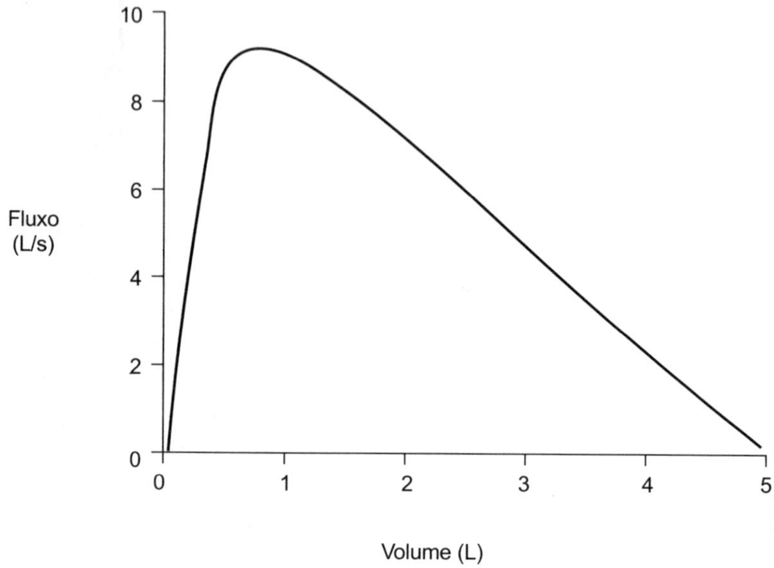

FIG. 14-1. Curva de fluxo-volume normal.

1. A capacidade vital forçada (CVF) está *normal*? Se sim, qualquer restrição significativa é essencialmente eliminada.
2. A CVF está *reduzida*? Se sim, ambas a obstrução ou a restrição podem ser a causa (Fig. 2-3, página 10).
3. Examine o contorno da curva de fluxo-volume.
   a. A aparência é normal (Fig. 14-1)? Se sim, e se a CVF for normal, o resultado do teste é quase sempre normal. Prosseguir para os passos V, VI e VII. Se a CVF estiver reduzida e a inclinação da curva de fluxo-volume e a razão do volume expiratório forçado no primeiro segundo com a CVF (razão VEF_1/CVF) estiverem normais, restrição, asma oculta, ou uma anormalidade não específica pode estar presente (seção 2F, página 13, e seção 3E, página 35). A capacidade pulmonar total (CPT) terá que ser medida para fazer-se a diferenciação.
   b. Está a curva dobrada para fora com inclinação reduzida do fluxo-volume e fluxos baixos (Fig. 14-2)? Um defeito de obstrução é a maior probabilidade. Lembre-se da desordem obstrutiva-restritiva ocasional mista.
4. Está a inclinação da curva de fluxo-volume aumentada (Fig. 14-3)? Esta descoberta é consistente com um processo restritivo parenquimal pulmonar. A CVF, CPT e a capacidade de difusão do monóxido de carbono (DL_{CO}) devem ser reduzidas para estar certa.
5. Se existe uma alça de fluxo-volume, há alguma sugestão de uma lesão superior nas vias aéreas (Fig. 14-4)?

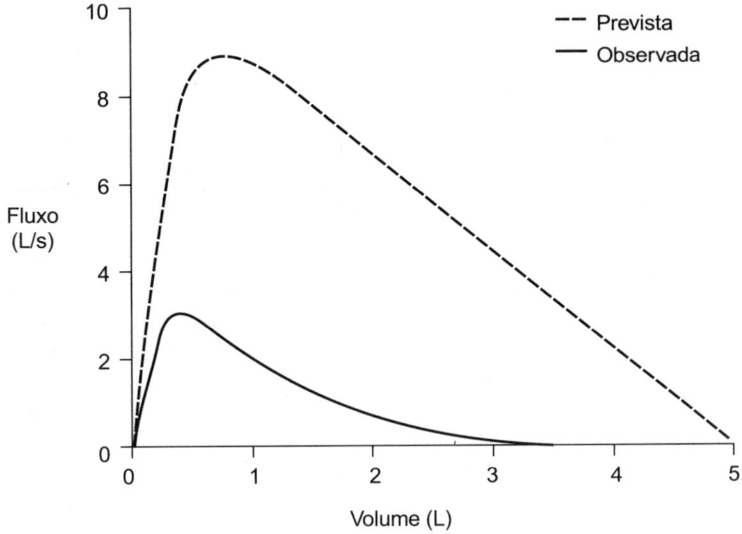

FIG. 14-2. Curva do fluxo-volume na doença pulmonar obstrutiva crônica grave.

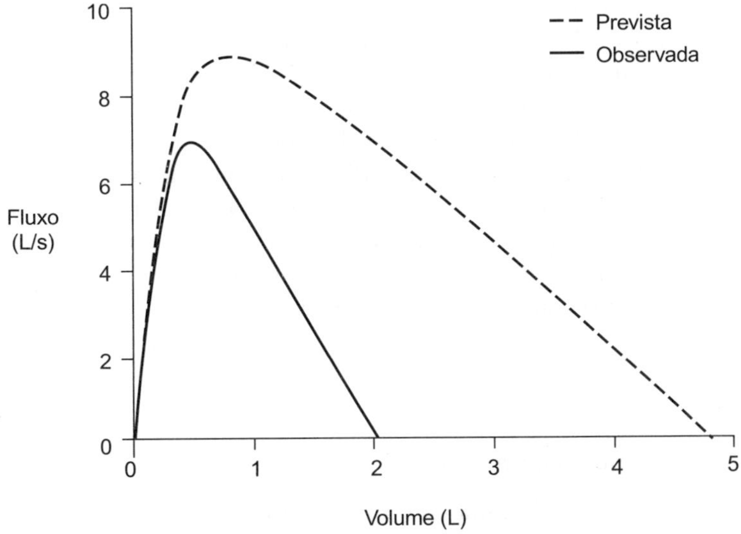

FIG. 14-3. Curva de fluxo-volume na fibrose pulmonar. Observe a inclinação íngreme e o volume diminuído.

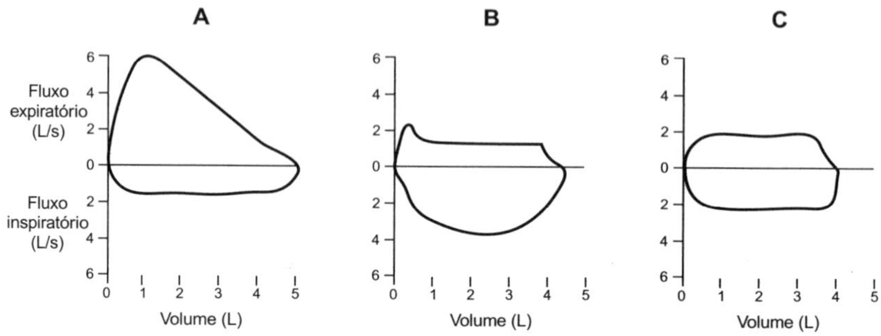

FIG. 14-4. Típicas curvas de fluxo-volume associadas a lesões das vias aéreas principais (carina para a boca). **A.** Lesão extratorácica variável típica. **B.** Lesão intratorácica variável. **C.** Lesão fixa.

Passo II

Examine o *valor da* VEF_1.

1. Ele está *normal*? Se sim, tudo com exceção da obstrução ou restrição no limite é eliminado. Existem exceções, a saber, a lesão extratorácica variável rara na qual a VEF_1 pode ser normal porém a ventilação voluntária máxima (VVM) é reduzida por causa da obstrução inspiratória (como na Fig. 14-4*A*). Também pacientes com fraqueza muscular respiratória (seção 9D, página 97) podem inicialmente se apresentar com dispnéia e uma VEF_1 normal.
2. Está a VEF_1 *reduzida* em mais do que 15 a 20%? Se sim, a diminuição é muito mais vezes devida à obstrução das vias aéreas. Ela pode ser ocasionada por um processo restritivo, contudo, e deste modo, a razão de VEF_1/CVF precisa ser avaliada. Apesar disso, se o valor da CPT estiver disponível, verifique-o primeiro. Um aumento na CPT de mais do que 15 a 20% favorece a doença obstrutiva. Um valor normal ou aumentado exclui um processo restritivo pulmonar pela definição. Uma CPT pode ocorrer na rara desordem obstrutiva-restritiva. Uma CPT reduzida é esperada com um processo restritivo.

Passo III

Examine a *razão de* VEF_1/CVF.

1. Se a razão absoluta está *diminuída* para 75% ou menos, um processo obstrutivo está presente, com exceção dos idosos, nos quais o limite inferior do normal é cerca de 65%.

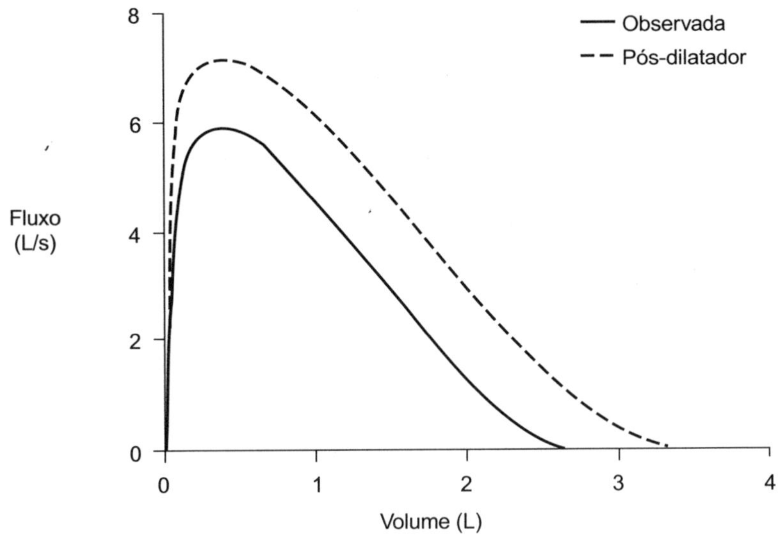

FIG. 14-5. Curva de controle mostra redução moderada na capacidade vital forçada (CVF) e volume expiratório forçado no primeiro segundo (VEF_1) e uma razão de VEF_1/CVF normal. Depois da administração de uma broncoprovocação, a curva de fluxo-volume (linha pontilhada) mostra um desvio em paralelo para a direita com um aumento na CVF e VEF_1 porém com nenhuma modificação na razão de VEF_1/CVF. O paciente possui asma oculta.

2. Se a razão está *normal*, um processo obstrutivo é geralmente excluído. Uma exceção é o caso da limitação ventilatória não-específica, na qual a CVF e a VEF_1 são reduzidas e a razão de VEF_1/CVF, a inclinação da curva do fluxo-volume e a CPT estão todos normais (seção 3E, página 35). A administração de uma broncoprovocação freqüentemente expõe a asma oculta (Fig. 14-5), porém ocasionalmente um teste de desafio de metacolina é necessário. A resistência das vias aéreas, se estiver disponível, é muitas vezes aumentada e pode ser útil na identificação do paciente com asma oculta.
3. A razão é *normal* ou *aumentada* com uma desordem restritiva pura. Pacientes com CVF reduzida, VEF_1 reduzida, razão de VEF_1/CVF de normal para aumentada e resposta normal para a broncoprovocação geralmente terão um processo restritivo. Se houver alguma dúvida, tenha a CPT ou DL_{CO} medida; elas devem estar baixas. Se o teste de CPT não está disponível, verifique a radiografia pulmonar para evidência de redução na CPT, ou estimar a CPT através da técnica radiográfica discutida na seção 3C (página 31).

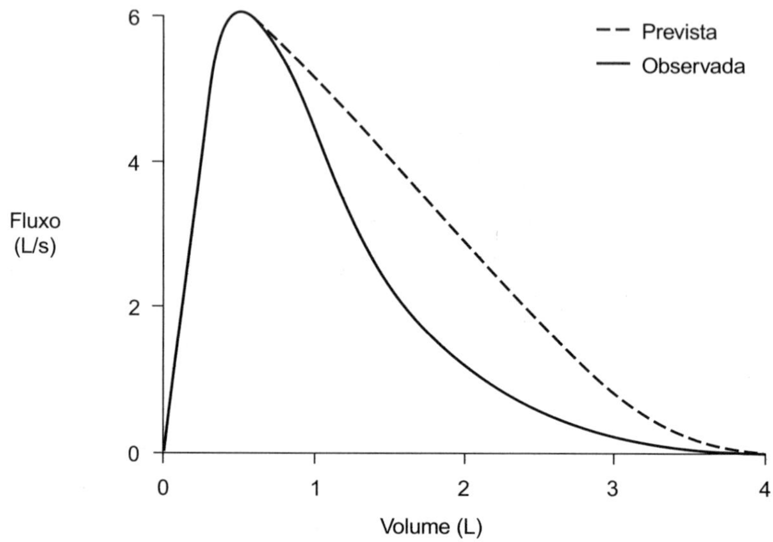

FIG. 14-6. A curva incomum de fluxo-volume na qual o volume expiratório forçado no primeiro segundo (VEF_1) é normal, porém o índice do fluxo expiratório sobre os 50% médios da capacidade vital forçada (CVF) está reduzido. Observe que o pico do fluxo é normal, porém os 70% inferiores estão bem dobrado para fora.

Passo IV

Examine os *valores do fluxo expiratório.*

1. O índice do fluxo expiratório forçado sobre os 50% médios da CVF ($FEF_{25\text{-}75}$) quase sempre muda na mesma direção do que a VEF_1. Este teste pode ser mais sensível para detectar a obstrução das vias aéreas prematura. A $FEF_{25\text{-}75}$ é ocasionalmente reduzida na face de uma CVF, VEF_1 e VVM normal. A curva de fluxo-volume possui uma aparência característica. Este resultado tende a ocorrer em pessoas idosas com sintomas mínimos (Fig. 14-6). Ver também seção 7A (página 75).
2. $FEF_{25,50,75}$. Estes fluxos mudam direcionalmente em combinação com a VEF_1 e a $FEF_{25\text{-}75}$.

Passo V

Examine a *VVM.*

1. A VVM irá modificar-se na maioria dos casos de uma maneira similar àquela da VEF_1. Com uma VEF_1 *normal*, uma VVM normal deve ser

esperada ($VEF_1 \times 40$ = VVM prevista). Considere o limite inferior como sendo $VEF_1 \times 30$.

2. Se a VEF_1 está *reduzida* pela doença *obstrutiva*, a VVM irá também ser reduzida. Contudo, a norma de que $VEF_1 \times 40$ = VVM não é sempre verdade na doença obstrutiva.
3. Se a VEF_1 é *reduzida* pelo processo *restritivo*, a VVM geralmente é reduzida, porém nem sempre quanto o sugerido pela VEF_1 (algumas pessoas com uma curva de fluxo-volume bem íngreme podem possuir fluxos normais altos na capacidade vital; Fig. 2-4*D*, página 12).
4. Se a VEF_1 é *normal* porém a VVM está *reduzida* abaixo do limite inferior, considere as seguintes possibilidades:
   a. A *performance* pobre do paciente devido à fraqueza, falta de coordenação, fatiga, tosse induzida pela manobra, ou indisposição para dar o esforço máximo (mais bem julgado pelo médico).
   b. O paciente possui uma desordem neuromuscular? A VVM é geralmente o primeiro teste de rotina a ter um resultado anormal. Considere solicitar testes de pressão respiratória máxima (Capítulo 9).
   c. O paciente possui uma lesão superior nas vias aéreas? A VVM está reduzida em todos os três tipos de lesões mostrados na Figura 14-4; para avaliar isto, a alça de fluxo-volume precisa ser avaliada.
   d. O paciente é excessivamente obeso? A VVM tende a diminuir antes que a VEF_1 o faça.

Passo VI

Examine a resposta à *broncoprovocação.*

1. É a resposta *normal* (diminuição de 0 a 10% na VEF_1)?
2. É a resposta *aumentada* (VEF_1 aumentada em cerca de 12% e 200 ml). Se sim, esta descoberta sugere vias aéreas hiper-reativas. Um caso de asma oculta pode ser exposto por tal resposta. (Lembre-se do possível efeito do esforço na VEF_1, seção 5D, página 53, e Fig. 5-4, página 55). Contudo, o paciente com asma nem sempre pode possuir uma resposta aumentada. A resposta pode variar com o estado da doença.

Passo VII

Examine a DL_{CO}.

1. A DL_{CO} está *normal*? Este resultado é consistente com os pulmões normais. Contudo, a DL_{CO} pode também estar normal na bronquite crôni-

ca, asma, lesões superiores na vias aéreas, restrição extrapulmonar, doença neuromuscular e obesidade.

2. A DL_{CO} está *reduzida*? Esta descoberta é característica das desordens restritivas parenquimais pulmonares. Ela é também consistente com o enfisema anatômico e com desordens vasculares pulmonares. Contudo, os valores podem também ser reduzidos na bronquite crônica, asma e insuficiência cardíaca.

   Uma redução isolada na DL_{CO} (outros testes dentro dos limites normais) deve levantar a possibilidade de desordens vasculares pulmonares, tais como escleroderma, hipertensão pulmonar primária, embolia recorrente e vasculites variadas. Agentes quimioterapêuticos podem também produzir esta descoberta.
3. A DL_{CO} está *aumentada*? Este resultado ocorre em alguns pacientes com asma e em alguns pacientes muito obesos. A hemorragia alveolar pode também aumentar a DL_{CO}, como pode a policitemia vera, desvio intracardíaco da esquerda para a direita, ou qualquer processo que produza obstrução vascular pulmonar.

Passo VIII

Examine *outros resultados de testes* que você possa ter disponível. Eles devem confirmar a interpretação na qual você já chegou e enquadrar-se nos padrões no Quadro 12-1, páginas 110 e 111.

14B. CURVA DE FLUXO-VOLUME NÃO DISPONÍVEL

Passo I

Examine a *CVF*.

1. Ela está *normal*? Se sim, qualquer restrição significativa é eliminada.
2. Ela está *reduzida*? Se sim, esta descoberta pode ser devida a ambas a obstrução ou restrição (Fig. 2-3, página 10).

Passo II

Examine a VEF_1.

1. Ela está *normal*? Se sim, qualquer obstrução ou restrição significativa é eliminada. Existem exceções, a saber, a lesão extratorácica variável rara na qual a VEF_1 pode ser normal, porém a VVM é reduzida por causa da obstrução inspiratória. Também pessoas com fraqueza muscular respiratória podem inicialmente se apresentar com dispnéia e com uma VEF_1 normal.

2. Ela está *reduzida* em mais do que 15 a 20%? Se sim, esta descoberta é muito mais vezes devida à obstrução das vias aéreas. Contudo, ela pode ser ocasionada por um processo restritivo, e desse modo a razão de VEF_1/CVF precisa ser avaliada. Primeiro, no entanto, se a CPT estiver disponível, ela deve ser verificada. Uma CPT que é aumentada em mais do que 15% favorece a obstrução. Por definição, uma CPT normal ou aumentada elimina a restrição parenquimal pura. A CPT está ocasionalmente normal em uma desordem obstrutiva-restritiva mista. Uma CPT reduzida é esperada em um processo restritivo puro.

Passo III

Examine a VEF_1/CVF.

1. Se a razão absoluta está *diminuída* para 75% ou menos, um processo obstrutivo está presente. O limite inferior do normal nos idosos é de aproximadamente 65%.
2. Se a razão está *normal*, esta descoberta exclui o processo obstrutivo normal. Uma exceção é a limitação ventilatória não-específica, na qual a CVF e a VEF_1 estão reduzidas e a razão de VEF_1/CVF e CPT são normais (seção 3E, página 35). A administração de uma broncoprovocação geralmente expõe a asma oculta, porém ocasionalmente um teste de broncoprovocação à metacolina é necessário.
3. Por outro lado, a razão está normal ou aumentada em um processo restritivo puro. Uma CVF reduzida, VEF_1 reduzida, razão de VEF_1/CVF de normal para aumentada, e resposta normal à broncoprovocação geralmente indicam uma deficiência restritiva. Se há qualquer dúvida, a CPT ou a DL_{CO} devem ser medidas; elas devem estar baixas. Se a CPT não estiver disponível, a radiografia torácica pode ser verificada para a evidência de redução na CPT, ou a CPT pode ser estimada através da técnica radiográfica descrita na seção 3C, página 31.

Passo IV

Examine os *valores do fluxo expiratório*.

1. A FEF_{25-75} quase invariavelmente modifica-se na mesma direção do que a VEF_1. Este teste pode ser mais sensível do que o VEF_1 para detectar a doença das vias aéreas prematura.

2. Raramente, a FEF_{25-75} está reduzida na face de uma CVF, VEF_1 e VVM normais. Esta situação tende a ocorrer em pessoas idosas que possuem poucos sintomas (seção 7A, página 75).

Passo V

Examine a *VVM*.

1. A VVM irá, na maioria dos casos, modificar-se de uma maneira similar àquela da VEF_1. Com uma VEF_1 normal, uma VVM normal deve ser esperada (que é, $VEF_1 \times 40$ = VVM prevista). Considere o limite inferior como sendo $VEF_1 \times 30$.
2. Se a VEF_1 está *reduzida* pela doença *obstrutiva*, a VVM reduzir-se-á também. Contudo, a regra de que $VEF_1 \times 40$ = VVM não é sempre verdadeira na doença obstrutiva.
3. Se a VEF_1 está *reduzida* através de um processo *restritivo*, a VVM geralmente estará reduzida. Contudo, a VVM não é sempre reduzida tanto quanto sugerido pela redução na VEF_1 porque algumas pessoas com um processo restritivo possuem fluxos normais altos na capacidade vital.
4. Se a VEF_1 está *normal* porém a VVM *reduzida*, considere as seguintes possibilidades:
   a. A *performance* do paciente foi pobre por causa da fraqueza, falta de coordenação, fadiga, tosse induzida pela manobra, ou indisposição para oferecer um esforço máximo (mais bem julgado pelo médico).
   b. O paciente possui alguma desordem neuromuscular? O teste de VVM é geralmente o primeiro teste de rotina a ter um resultado anormal. A determinação das pressões respiratórias máximas deve ser considerada (Capítulo 9).
   c. O paciente possui uma lesão superior nas vias aéreas? A VVM é reduzida em todos os três tipos de lesões (Fig. 2-7, página 18).
   d. O paciente está excessivamente obeso? A VVM tende a diminuir antes que a VEF_1 o faça.

Passo VI

Examine a resposta à *broncoprovocação*.

1. A resposta é *normal* (isto é, aumento de 0 a 10% na VEF_1)?
2. A resposta está *aumentada* (VEF_1 aumentada em cerca de 12% e 200 ml)? Se sim, esta descoberta sugere vias aéreas hiper-reativas. Um caso de

asma oculto pode ser exposto por tal resposta. (O possível efeito do esforço sobre a VEF_1 precisa ser considerado; seção 5D, página 53). Contudo, o paciente com asma nem sempre tem uma resposta aumentada. Ela pode variar com o estado da doença.

Passo VII

Examine a DL_{CO}.

1. A DL_{CO} está *normal*? Esta descoberta é consistente com os pulmões normais. Contudo, a DL_{CO} pode também ser normal na bronquite crônica, asma, lesões superiores nas vias aéreas, restrição extrapulmonar, doença neuromuscular e obesidade.
2. A DL_{CO} está *reduzida*? Esta descoberta é característica das desordens restritivas pulmonares. Ela é também consistente com o enfisema anatômico e a doença vascular pulmonar. Contudo, os valores podem também ser reduzidos na bronquite crônica, asma, doença pulmonar obstrutiva crônica e insuficiência cardíaca. Uma redução isolada na DL_{CO} (outros resultados de teste estão dentro dos limites normais) deve levantar a possibilidade de desordens vasculares pulmonares tais como escleroderma, hipertensão pulmonar primária, embolia recorrente e vasculites variadas.
3. A DL_{CO} está *aumentada*? Esta descoberta ocorre em alguns pacientes com asma e em alguns pacientes muito obesos. A hemorragia alveolar pode também aumentar a DL_{CO}, como pode a policitemia vera, o desvio intracardíaco da esquerda para a direita, ou qualquer processo que produza inchaço vascular pulmonar.

Passo VIII

Examine *os resultados de outros testes* que podem estar disponíveis. Eles devem confirmar a interpretação já alcançada e enquadrar-se nos padrões oferecidos no Quadro 12-1, páginas 110 e 111.

14C. TESTE DA FUNÇÃO PULMONAR "CRIB SHEET"

Este resumo foi desenvolvido para a utilização por residentes internos de medicina e colegas pulmonares na Clínica Mayo. Ele é auto-explanatório.

Interpretação da Espirometria

Observe atentamente a CVF e a razão de VEF_1/CVF:

1. A curva sugere obstrução (dobrada para fora), restrição (em formato tipo chapéu de bruxa), ou um caso especial (ver a seguir)?
2. Está a razão de VEF_1/CVF reduzida (< 70% ou limite inferior do normal) indicando obstrução?

Se a razão de VEF_1/CVF for menor do que 70% → ***algoritmo da obstrução***

VEF_1 > 80% Normal
< 80% Branda
< 60% Moderada
< 40% Grave

LEMBRE-SE: Obstrução, 80/60/40

Se a razão de VEF_1/CVF for normal → ***algoritmo da restrição***

CVF > 80% Normal
< 80% Branda
< 60% Moderada
< 50% Grave

LEMBRE-SE : Restrição, 80/60/50

(Cuidado: em alguns casos a razão de VEF_1/CVF é normal, porém a obstrução está presente. Ver "Padrão Não-Específico" a seguir. Uma resposta de broncodilatador, resistência das vias aéreas aumentada, ou um teste de broncoprovocação à metacolina positivo podem ser úteis em alguns destes casos.)

A resposta da broncoprovocação é positiva se a VEF_1 aumentar > 12% ***e*** > 200 ml.

Uma resposta de broncoprovocação grande é prognóstico de:

- Diminuição mais rápida na função pulmonar.
- Exacerbações mais graves.
- Risco aumentado de declínio rápido e morte.

Curva de Fluxo-Volume

1. Fornece pistas a respeito da presença de obstrução ou restrição (Fig. 2-5, 2-7*B* e *C*).
2. É o melhor indicador para a qualidade do teste (Fig. 2-6):

A curva deve ser examinada para erros de manobras, incluindo os seguintes: B) início lento, C&D) carga pobre, E) terminação prematura, F&G) tosse ou interrupção no primeiro segundo.

3. Fornece pistas a respeito de condições incomuns, tais como as seguintes:

O platô na curva pode indicar um processo obstrutivo nas vias aéreas centrais (Fig. 2-7*F*).

Curva da variante normal (platô traqueal) comum em adultos jovens, especialmente em mulheres (Fig. 2-6*H*).

Obstrução inspiratória com obstrução extratorácica variável (Fig. 2-7*D*) (por exemplo, bócio, tumor traqueal, estenose subglótica, artrite reumatóide com fusão cricoaritenóide).

Obstrução expiratória com obstrução intratorácica (traqueal) variável (Fig. 2-7*E*).

Uma curva de fluxo-volume convexa (Fig. 2-6*D*) pode ser encontrada em:

- Crianças.
- Fraqueza neuromuscular (ver adiante).
- *Performance* pobre.

Broncoprovocação à Metacolina

Esta broncoprovocação é positiva se > 20% diminui na VEF_1 após 25 mg/ml. Os elementos necessários para o diagnóstico de asma: (1) evidência de hipersensibilidade das vias aéreas, (2) obstrução variando com o tempo, (3) evidência de inflamação das vias aéreas.

Volumes Pulmonares

Técnicas de diluição de gás (diluição de Hélio (He) ou lavagem de N_2) subestimam os volumes pulmonares nas desordens obstrutivas comparados com a pletismografia.

Desordens obstrutivas possuem uma CPT que é alta (hiperinsuflação) ou normal.

Um VR aumentado (prisão de ar) e uma razão de VR/CPT aumentada.

Desordens restritivas geralmente têm uma CPT baixa.

O VR pode ser alto (restrição muscular, limitação da parede torácica, obstrução superimposta).

Restrição Neuromuscular

Isto se parece com a restrição pulmonar na espirometria, porém:

- Os volumes pulmonares geralmente mostram CPT diminuída, VR aumentado.
- A CVF está *desproporcionalmente* reduzida com relação à CPT (quantificar a gravidade com base na CFV, não na CPT).

- VR/CPT está *aumentada* (a obstrução não é a única causa da VR/CPT alta).
- Pressões respiratórias máximas são reduzidas.
- A curva de fluxo-volume se parece com a *performance* pobre ou uma curva de criança.

Bem no início do curso de desordens que ocasionam fraqueza muscular (por exemplo, esclerose lateral amiotrófica), as pressões respiratórias máximas podem ser reduzidas, porém a capacidade vital, a VEF_1, e a VVM estão ainda normais.

Padrão não Específico (não definido na literatura)

Alguns pacientes possuem VEF_1 baixa, razão de VEF_1/CVF normal e CPT normal. Em laboratórios com pletismógrafo do corpo, isto pode ser mais bem avaliado com medidas da resistência das vias aéreas (Rva). Se estiver aumentado, nós a consideramos uma desordem obstrutiva e classificamos a gravidade com base na VEF_1. Se a resistência das vias aéreas (Rva) for normal, nós a denominamos de padrão não-específico (seção 2F, páginas 13 e 37). As condições clínicas associadas mais comuns são asma, obesidade, insuficiência cardíaca congestiva e condições limitantes da parede torácica. Uma alternativa ou opção adicional é executar o teste de broncoprovocação metacolina porque as vias aéreas hipersensíveis estão freqüentemente associadas.

D_{LCO}

Ela é *reduzida* em pacientes com anormalidade de troca de gases (por exemplo, enfisema, fibrose pulmonar idiopática, outros processos parenquimais ou vasculares.

Uma D_{LCO} baixa é característica de enfisema (não tão sensível ou específica quanto à tomografia computadorizada de alta resolução), ao passo que na asma e em alguns casos de bronquite crônica obstrutiva a D_{LCO} é normal.

A D_{LCO} pode ser reduzida na hipertensão pulmonar, porém é insensível para detectar casos.

A D_{LCO} é muitas vezes utilizada para monitorar o efeito pulmonar contrário da quimioterapia.

Assegure-se de utilizar a D_{LCO} ajustada para a hemoglobina baixa para tais pacientes.

A D_{LCO} pode estar aumentada na: (1) asma, (2) obesidade, (3) desvio da esquerda para a direita, (4) policitemia, (5) estados hiperdinâmicos, pós-exercício, (6) hemorragia pulmonar, (7) posição supina.

Pressões Respiratórias Máximas (*Clarins*)

Estas pressões são utilizadas para avaliar a força muscular respiratória. Se baixas, elas indicam *fraqueza muscular* ou *performance pobre*. A pressão inspiratória é na maior parte uma função de força diafragmática. Tetraplégicos mostram pressões expiratórias reduzidas com pressões inspiratórias (diafragma) relativamente preservadas. A paralisia diafragmática é o oposto.

Obesidade

A obesidade possui um efeito pequeno, porém significativo sobre a função pulmonar. A impedância aumentada da parede torácica ocasiona um padrão restritivo em alguns pacientes obesos. Na média, um paciente com um índice de massa corporal de 35 irá ter uma redução de 5 a 10% na CVF. A CPT geralmente não é reduzida ao mesmo grau do que a CVF. A obstrução não é ocasionada pela obesidade. Pacientes obesos podem respirar ruidosamente porque eles respiram próximo do volume residual, algumas vezes chamado de "pseudo-asma". A $D_{L_{CO}}$ é normal ou aumentada.

REFERÊNCIAS

1. American Thoracic Society. Evaluation of impairment/disability secondary to respiratory disorders. *Am Rev Respir Dis* 133:1205-1209, 1986.
2. American Thoracic Society. Lung function testing: Selection of reference values and interpretative strategies. *Am Rev Respir Dis* 144:1202-1218, 1991.

15

CASOS ILUSTRATIVOS

Os casos apresentados neste capítulo demonstram muitos dos pontos colocados no texto precedente. Poucos exemplos são de casos incomuns, porém a maioria apresenta problemas que são comumente avaliados no laboratório da função pulmonar.

Para a maioria dos casos, a curva de fluxo-volume deve ser estudada primeiro. Depois que uma interpretação preliminar for atingida, as medidas devem ser revistas para determinar se elas sustentam ou modificam esta interpretação. Freqüentemente, algumas questões são propostas, e uma tentativa deve ser feita para respondê-las antes que as respostas sejam lidas. (Os casos não estão dispostos em uma ordem particular. Nas tabelas, os valores anormais são indicados por um asterisco [*]. Os tipos de casos são listados nas páginas 227 e 228. Também, as abreviações utilizadas no capítulo são definidas nas páginas xi-xiii).

CASO 1

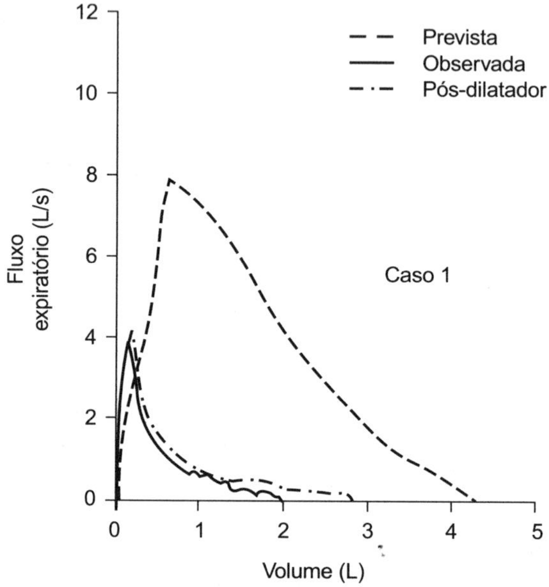

71 anos – H – Peso: 195 libras (88 kg) – Altura 69 polegadas (175 cm)

	Normal	*Observada*	*% previsto*	*Pós-dilatador*
Espirometria				
CVF(L)	4,29	1,94*	45	2,76
VEF_1(L)	3,29	1,03*	31	1,25
VEF_1/CVF (%)	77	53*		
FEF_{25-75} (L/s)	2,8	0,4*	15	0,5
VVM (L/min)	125	1*	41	
Volumes				
CPT (L)	6,61	9,37*	142	
VR/CPT (%)	35	75*	214	
DL_{CO} (ml/min/mmHg)	25	10*	40	

Comentários e Perguntas

Este paciente tinha um histórico de tabagismo de 74 pacotes de cigarro por ano e ainda fumava. Ele queixava-se de falta de fôlego progressiva e respiração ruidosa em um esforço moderado. Ele tinha um histórico familiar e doença pulmonar.

1. Como você interpreta este teste?
2. Você pode fazer afirmação conforme doença pulmonar subjacente do paciente?
3. A DL_{CO} reduzida sugere alguma coisa?

CASO 1

Respostas

1. O paciente possui limitação ventilatória grave em uma base de obstrução. A hiperinsuflação significativa está presente com uma razão de CPT e CPT/VR aumentada. Existe uma resposta pequena porém significativa ao broncodilatador. A capacidade de difusão reduzida sugere a presença de enfisema anatômico.
2. Se apenas os resultados da espirometria estão disponíveis, pode ser afirmado que "existe limitação ventilatória grave em uma base de obstrução, porém um componente restritivo pequeno não pode ser eliminado sem uma medida da capacidade pulmonar total". É claro, se a radiografia pulmonar mostrou hiperinsuflação, então é quase certo que as anormalidades eram todas obstrutivas.
3. Neste caso com a hiperinsuflação e a obstrução, a DL_{CO} baixa é consistente com o enfisema anatômico, e espera-se que a tomografia computadorizada de alta resolução confirme isto. No caso 10 (página 163), no qual a CPT é muito baixa e a inclinação da curva de fluxo-volume é íngreme, a DL_{CO} baixa provavelmente reflete a presença de algum tipo de fibrose. Muitas vezes quando a DL_{CO} for baixa, contudo, apenas uma afirmação geral pode ser feita, tal como "a DL_{CO} baixa sugere a presença de uma anormalidade parenquimal ou vascular".

CASO 2

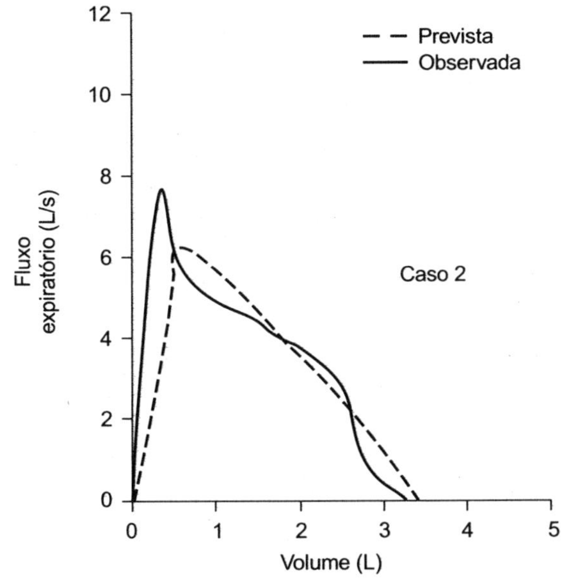

36 anos – M – Peso: 183 libras (83 kg) – Altura 64 polegadas (162 cm)

	Normal	*Observada*	*% prevista*	*Pós-dilatador*
Espirometria				
CVF (L)	3,69	3,27	89	3,36
VEF_1 (L)	3,10	2,93	94	2,93
VEF_1/CVF (%)	84	89		
FEF_{25-75} (L/s)	3,1	4,0	131	
VVM (L/min)	113	121	106	
Volumes				
CPT (L)	5,04	4,62	92	
VR/CPT (%)	27	21	78	
DL_{CO} (ml/min/mmHg)	24	24	100	

Perguntas

1. A paciente possui limitação ventilatória?
2. Os valores do teste sustentam a sua impressão?
3. É a configuração da curva de fluxo-volume normal?

CASO 2

Respostas

1. Não há limitação ventilatória.
2. Os valores do teste são todos normais.
3. Sobre a maioria da capacidade vital, o fluxo diminui de uma maneira relativamente gradual, estável. Contudo, a 2,4 L de volume expirado, existe um "joelho" na curva após o qual o fluxo diminui rapidamente. Este contorno não é devido a uma lesão superior nas vias aéreas, mas é uma variante normal que é muitas vezes encontrada em não-fumantes, especialmente mulheres. Esta paciente nunca fumou antes. Esta forma da curva é devida ao ponto do estreitamento crítico situado na traquéia até que o "joelho" seja atingido (ver Fig. 2-6*H*, página 16). Isto é chamado de "platô traqueal".

CASO 3

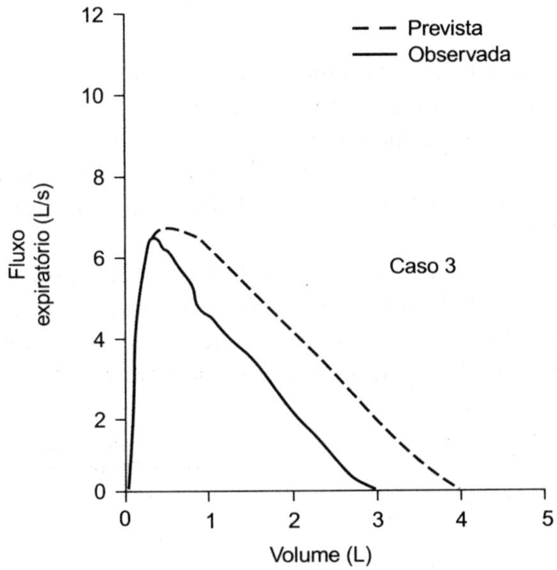

29 anos – M – Peso: 284 libras (129 kg) — Altura 65 polegadas (165 cm)

	Normal	*Observada*	*% prevista*
Espirometria			
CVF (L)	3,94	3,06*	78
VEF_1 (L)	3,34	2,64*	79
VEF_1/CVF (%)	85	86	
FEF_{25-75} (L/s)	3,4	2,8	85
VVM (L/min)	120	90	75
Volumes			
CPT (L)	5,18	4,23	82
VR/CPT (%)	24	28	117
DL_{CO} (ml/min/mmHg)	25	24	96

Perguntas

1. Há alguma limitação ventilatória?
2. Na base dos dados fornecidos, qual diagnóstico você daria?
3. Há alguma coisa única a respeito desta paciente?
4. A paciente era uma fumante ocasional desde os 20 anos de idade, fumando uma média de oito cigarros por dia, ou 3,6 maços por ano. Ela relatou episódios de bronquite com respiração ruidosa e dificuldade em respirar. Existe qualquer outro teste que você solicitaria?

CASO 3

Respostas

1. A curva de fluxo-volume mostra alguma perda da área, consistente com uma limitação ventilatória moderada.
2. A CPT baixa, porém normal, a redução proporcional na CVF e na VEF_1, a razão da VEF_1/CVF normal, e a DL_{CO} normal indicam a presença de uma "limitação ventilatória não-específica" (ver seção 3E, página 35).
3. A paciente é obesa; o IMC é de 47,4 kg/m² (normal, < 30).
4. Na base do histórico, um teste de broncoprovocação à metacolina é um procedimento razoável para solicitar-se porque muitos pacientes com asma são diagnosticados como tendo bronquite.

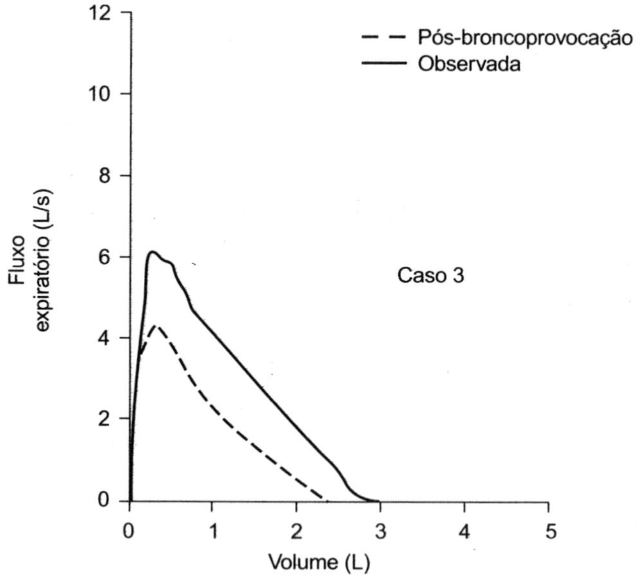

Como mostrado na figura, a paciente possui vias aéreas hiper-reativas com uma curva de fluxo-volume marcadamente reduzida após a metacolina. A VEF_1 diminuiu em 21%.

O diagnóstico agora se torna "limitação ventilatória moderada devida à asma e provavelmente à obesidade".

CASO 4

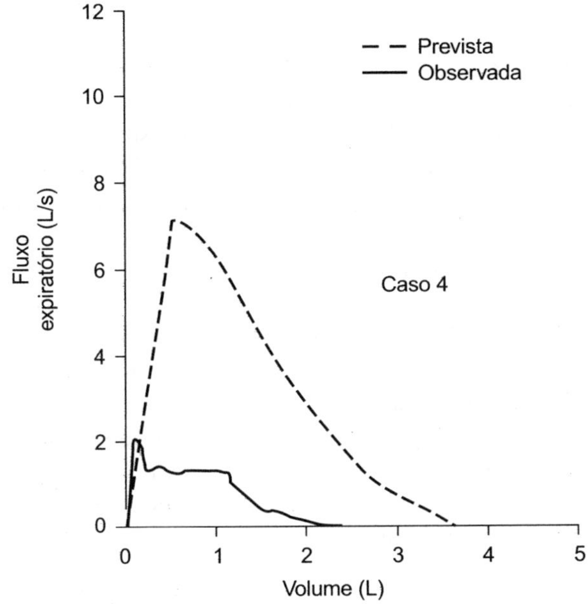

76 anos – H – Peso: 170 libras (77 kg) – Altura 66 polegadas (168 cm)

Espirometria	*Normal*	*Observada*	*% prevista*
CVF (L)	3,69	2,44*	66
VEF_1 (L)	2,83	1,33*	47
VEF_1/CVF (%)	77	55*	
FEF_{25-75} (L/s)	2,6	0,7*	
VVM (L/min)	112	30*	27

Perguntas

1. Qual é a sua estimativa do grau da limitação?
2. O que está ocasionando a limitação?
3. Há alguma coisa incomum sobre os dados do teste?
4. Há alguma coisa incomum sobre as curvas de fluxo-volume?
5. Há algum outro teste que você solicitaria?

CASO 4

Respostas

1. Há um grave grau de limitação.
2. Na base dos dados do teste, a limitação é de obstrução.
3. A diminuição na VVM para 27% do previsto é maior do que se podia esperar de uma VEF_1 de 47% do previsto. Esta descoberta deve sugerir um esforço mínimo, do paciente, um processo neuromuscular, ou uma lesão superior nas vias aéreas. Neste caso, os médicos imaginaram que o paciente fez um grande esforço.
4. Existe alguma coisa incomum sobre a curva de fluxo-volume; isto é, existe um platô no fluxo a cerca de 1,3 L/s sobre os 50% superiores da CVF que é anormal. Ele é característico de uma lesão superior nas vias aéreas.
5. O teste que deve ser solicitado é uma alça de fluxo-volume inspiratório. A curva expiratória e a alça inspiratória correspondente são reproduzidas na figura abaixo como linhas sólidas. A redução aproximadamente igual nos fluxos inspiratório e expiratório máximos aponta para uma lesão nas vias aéreas relativamente fixas.

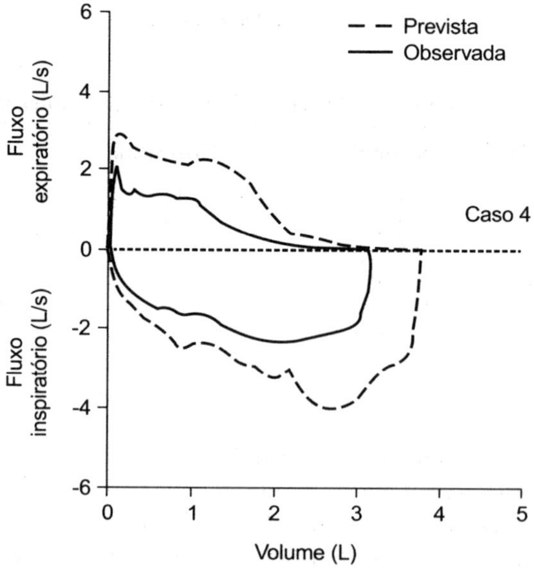

O paciente foi diagnosticado como possuindo a granulomatose de Wegener. A broncoscopia revelou estreitamento de ambos os brônquios do tronco principal e dos vários brônquios lobares. Habitualmente, lesões de obstruções simples abaixo da carina não podem ser detectadas com segurança. Contudo, como ambos os brônquios do tronco principal estavam envolvidos, uma anormalidade característica na alça de fluxo-volume pode ser detectada.

Com o paciente sob anestesia geral, o brônquio do tronco principal esquerdo e o brônquio intermediário estavam dilatados, e sondas foram colocadas em ambos. O brônquio do tronco principal direito estava também dilatado. A alça de fluxo-volume pontilhada na figura anterior foi obtida um mês após este procedimento, e embora os fluxos não sejam normais, eles foram muito melhorados.

CASO 5

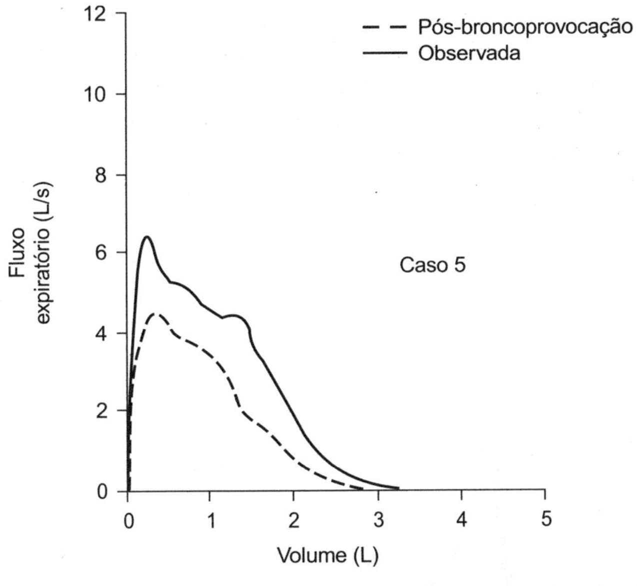

52 anos – M – Peso: 207 libras (94 kg) – Altura 63 polegadas (160 cm)

Espirometria	*Normal*	*Observada*	*% prevista*	*Pós-bronco-provocação*
CVF (L)	3,17	3,37	106	
VEF_1 (L)	2,61	2,45	94	2,10 (–14%)
VEF_1/CVF (%)	83	73		
FEF_{25-75} (L/s)	2,6	1,7	67	

Comentários

Esta mulher de 52 anos de idade queixava-se de tosse crônica e dispnéia moderada no esforço. Ela nunca fumou antes. Ela estava um tanto quanto pesada para sua altura; o IMC é de 36,7 kg/m^2.

A curva de fluxo-volume na figura é normal e típica de uma pessoa não-fumante. Os dados da espirometria são também normais, porém a curva de fluxo-volume mostra uma curvatura aumentada sobre os 50% inferiores da CVF, sugerindo uma obstrução moderada das vias aéreas.

A paciente submeteu-se a um estudo de broncoprovocação à metacolina, e a VEF_1 diminuiu 14% que é um resultado de teste negativo. A curva do pós-desafio, selecionada porque ela possuía a maior VEF_1, é demonstrada na primeira figura.

O pico do fluxo expiratório do esforço na primeira figura é de 4,5 L/s. Outro esforço de pós-desafio com um fluxo expiratório no pico de 5,6 L/s foi obtido, como mostrado a seguir. Esta curva é curvilínea, consistente com a obstrução das vias aéreas. Por causa do melhor esforço refletido no fluxo máximo mais alto, esta curva deveria ter sido selecionada. Sua VEF_1 é de 1,88 L, mostrando uma diminuição de 23% e conseqüentemente um resultado positivo da broncoprovocação à metacolina. Este exemplo confirma a afirmação na seção 5D (página 53), isto é, que um esforço ligeiramente submáximo pode levar a uma superestimação da VEF_1.

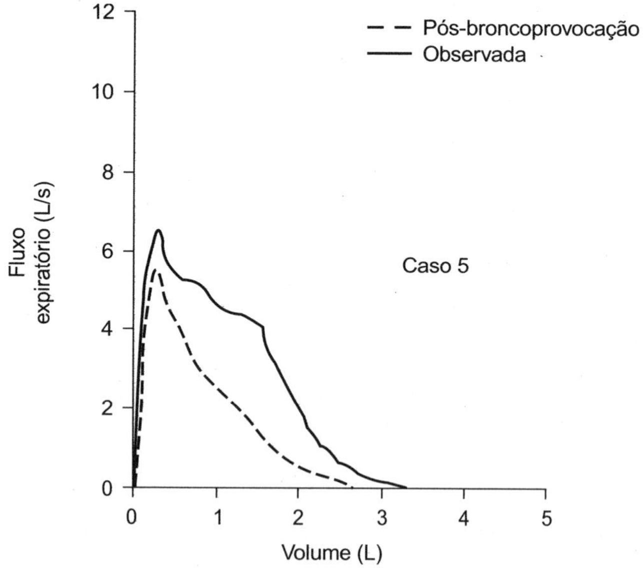

CASO 6

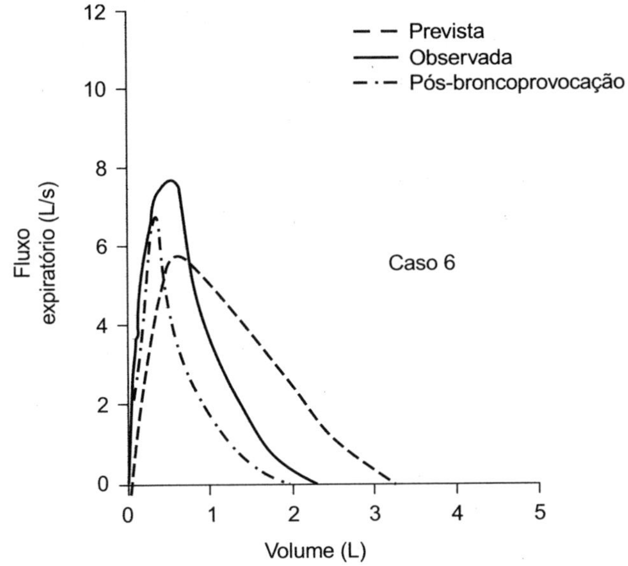

51 anos – M – Peso: 182 libras (83 kg) – Altura 63 polegadas (160 cm)

	Normal	*Observada*	*% prevista*	*Pós-bronco-provocação*
Espirometria				
CVF (L)	3,24	2,38*	73	1,98 (–17%)
VEF_1 (L)	2,67	1,96*	73	1,55 (–21%)
VEF_1/CVF (%)	82	83		78
FEF_{25-75} (L/s)	2,6	2,1	80	
VVM (L/min)	101	83	82	
Volumes				
CPT (L)	4,9	4,06	83	
VR/CPT (%)	34	33	97	
DL_{CO} (ml/min/mmHg)	22	21	95	

Comentários

Esta mulher de 51 anos de idade possuía artrite reumatóide ativa e estava recebendo prednisona em dosagem baixa. Ela nunca fumou antes. Devido a um histórico de reação alérgica à medicação que produziu uma dispnéia moderada e tosse, um teste de broncoprovocação à metacolina foi solicitado.

O estudo de controle enquadrou nossa definição de "limitação ventilatória não-específica" moderada (ver seção 3E, página 35); que é, a CPT está dentro dos limites normais, a VEF_1 e a CVF estão ambas anormalmente baixas, e a razão VEF_1/CVF é normal. A DL_{CO} normal não sugere qualquer problema parenquimal, tal como a fibrose, mesmo quando a curva de fluxo-volume está muito íngreme. O paciente está um tanto quanto pesado para sua altura; IMC é de 32,4 km/m^2.

Apesar da razão de a VEF_1/CVF ser normal, a paciente possui vias aéreas hiper-reativas com uma diminuição de 21% na VEF_1 associada à tosse e a alguma rigidez torácica. Portanto, neste paciente um padrão "não-específico" está obscurecendo um caso moderado de asma. Existe uma sugestão de curvatura aumentada do gráfico de controle do fluxo-volume baixo na capacidade vital, porém é bem sutil.

CASO 7

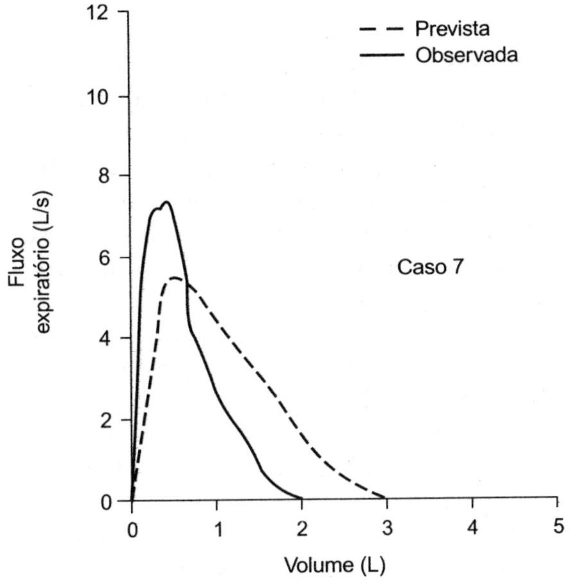

67 anos – M – Peso: 198 libras (90 kg) – Altura 64 polegadas (162 cm)

	Normal	*Observada*	*% prevista*
Espirometria			
CVF (L)	2,92	1,95*	67
VEF_1 (L)	2,33	1,68*	72
VEF_1/CVF (%)	80	86	
FEF_{25-75} (L/s)	2,1	2,2	105
VVM (L/min)	90	64	71
Volumes			
CPT (L)	4,96	3,95	80
VR/CPT (%)	41	47	113
DL_{CO} (ml/min/mmHg)	21	21	100

Comentários e Perguntas

A paciente é não-fumante e queixa-se de respiração curta às vezes enquanto caminha apressada em uma superfície nivelada. Na ocasião ela havia observado alguma respiração ruidosa.

1. A paciente possui limitação ventilatória? Se sim, em qual base?
2. Há alguma coisa incomum a respeito da paciente?
3. Há algum estudo adicional que você deseje?

CASO 7

Respostas

1. A paciente possui limitação ventilatória moderada. Isto parece ser não-específico, com redução igual na VEF_1 e na CVF e portanto uma razão normal. A CPT normal baixa sugere uma possível deficiência restritiva moderada, como faz a inclinação íngreme inicial da curva de fluxo-volume. Além disso, contudo, a curvatura aumentada da curva de fluxo-volume faz surgir a possibilidade de uma obstrução das vias aéreas moderada. Deste modo, a limitação é provavelmente devida a um processo obstrutivo–restritivo misto.
2. A paciente está um tanto quanto pesada para sua altura; o IMC é de 34,3 kg/m^2. Isto pode contribuir para a CVF reduzida e a CPT baixa.
3. Com um histórico de respiração ruidosa em uma não-fumante, um estudo de broncoprovocação à metacolina é solicitado. A figura a seguir mostra um resultado marcadamente positivo de broncoprovocação à metacolina com uma diminuição de 41% na VEF_1. Apesar disso, a razão da VEF_1/CVF permaneceu na média alta-normal. A paciente experimentou alguma dispnéia, que foi prontamente aliviada através de uma broncoprovocação inalada.

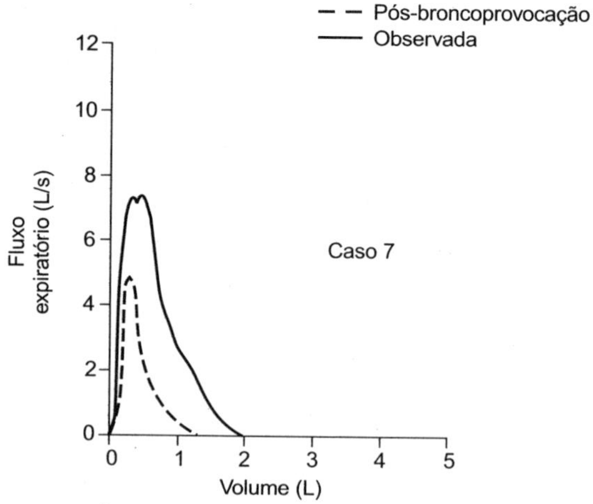

Para resumir, este é um caso de doença das vias aéreas obstrutiva (asma) na qual a razão da VEF_1/CVF estava normal-alta na apresentação. Geralmente, esta descoberta não sugere obstrução das vias aéreas. Contudo, a asma oculta pode apresentar-se com este quadro. Também, a CPT normal-baixa não sugere obstrução na maioria das situações, porém este caso é uma exceção.

CASO 8

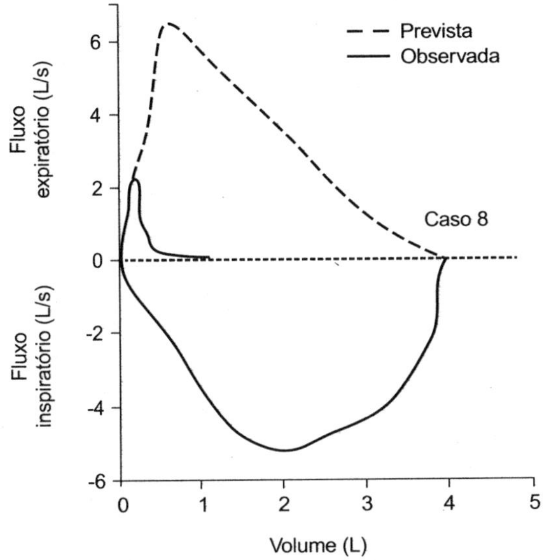

43 anos – M – Peso: 134 libras (61 kg) – Altura 66 polegadas (168 cm)

	Normal	*Observada*	*% prevista*
Espirometria			
CVF (L)	3,71	1,22*	33
VEF_1 (L)	3,05	0,51*	17
VEF_1/CVF (%)	82	42*	
FEF_{25-75} (L/s)	2,8	0,1*	
VVM (L/min)	111	40*	36
Volumes			
CPT (L)	5,34	6,07	114
VR/CPT (%)	31	32	103
DL_{CO} (ml/min/mmHg)	24	23	

Comentários e Perguntas

A alça inspiratória foi obtida após uma lenta expiração para o volume residual. Esta CVL foi utilizada para computar a razão de VR/CPT. Esta mulher de 43 anos de idade com um histórico de consumo de 16 maços de cigarro por ano tinha o recente ataque de desconforto torácico, brevidade da respiração e respiração ruidosa após uma doença do tipo virosa, três semanas antes deste estudo.

1. Quais características da alça do controle do fluxo-volume são incomuns?
2. Existem quaisquer características de dados de função incomuns?
3. Qual pode ser o problema da paciente?
4. Existe um procedimento que você possa solicitar?

CASO 8

Respostas

1. As características chamativas da alça de controle do fluxo-volume são as seguintes:
   a. A redução marcada nos fluxos expiratórios com fluxos inspiratórios razoavelmente normais–lesão intratorácica variável.
   b. A diferença acentuada entre a CVF expiratória (1,2 L) e a capacidade vital inspiratória (4,0 L).
2. Os valores espirométricos são típicos da obstrução grave. A única descoberta possivelmente incomum é a DL_{CO} normal com este grau de obstrução, porém esta situação pode ocorrer.
3. O ataque súbito deste grau de obstrução e a diferença acentuada nos fluxos inspiratório e expiratório e volumes sugerem uma lesão superior nas vias aéreas.
4. O procedimento apropriado poderia ser a broncoscopia.

O paciente tinha uma radiografia torácica anormal com alargamento hilar, e a broncoscopia revelou uma grande lesão quase fechando a traquéia intratorácica. A lesão da célula escamosa foi tratada inicialmente com terapia a *laser*; os sintomas e a segunda alça do fluxo-volume melhoraram. A radiação torácica e a quimioterapia levaram ao desaparecimento do tumor, e a terceira alça do fluxo-volume estava normal.

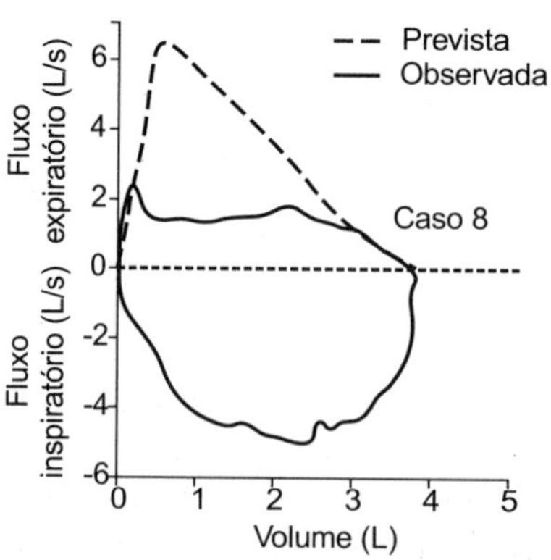

A

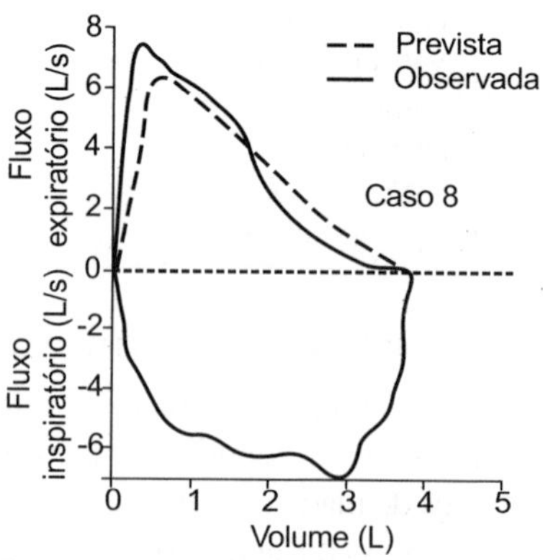

B

CASO 9

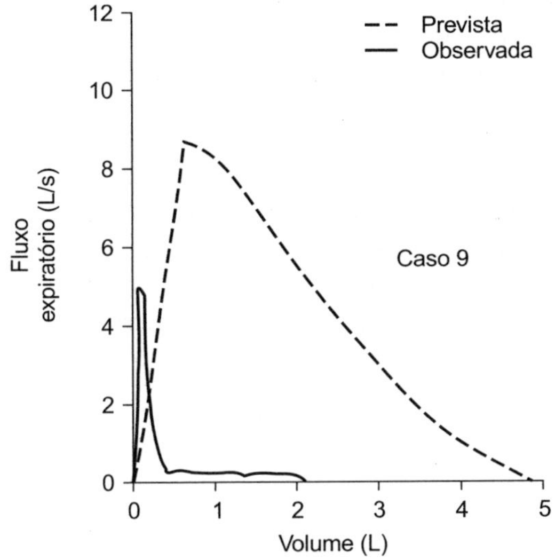

67 anos – H – Peso: 189 libras (86 kg) – Altura 71 polegadas (180 cm)

	Normal	*Observada*	*% prevista*	*Pós-dilatador*
Espirometria				
CVF (L)	4,79	2,06*	43	2,67
VEF_1 (L)	3,67	0,56*	15	0,75
VEF_1/CVF (%)	77	27*		
FEF_{25-75} (L/s)	31	0,2*	6	
VVM (L/min)	136	29*	21	
Volumes				
CPT (L)	7,02	8,64*	123	
VR/CPT (%)	32	69*	216	
DL_{CO} (ml/min/mmHg)	27	21	79	

Comentários e Perguntas

Este homem de 67 anos de idade tinha um histórico de um consumo de 59 maços de cigarro por ano. Ele queixava-se a cinco anos anteriormente de brevidade de respiração enquanto caminhava em uma superfície nivelada. Sua dispnéia, muitas vezes acompanhada pela respiração ruidosa, tinha-se tornado progressivamente pior, ao ponto de que ele tinha de parar de caminhar após cumprir um quarteirão.

1. Como você descreveria a curva de fluxo-volume?
2. Os resultados do teste sustentam sua impressão? (Casualmente, a curva de fluxo-volume do pós-dilatador não é mostrada devido à claridade, porém ela mostra fluxos e volumes ligeiramente maiores.)

Respostas

1. Existe uma perda significativa da área abaixo da curva de fluxo–volume , e a curva é típica de obstrução. Conseqüentemente, uma "grave limitação ventilatória secundária à obstrução das vias aéreas" deveria ser correta.
2. A CPT e o VR aumentados são consistentes com esta interpretação, como são a VEF_1 e a $FEF_{25\text{-}75}$ acentuadamente reduzidas.

A DL_{CO} está na faixa normal-baixa, que discute contra o enfisema anatômico significativo. Este é um bom exemplo de um paciente com bronquite crônica que responde ao broncodilatador e possui dessaturação com o exercício. Não mostrado estava o resultado da oximetria – uma saturação de oxigênio restante de 94% que diminuiu para 86% com o exercício moderado.

CASO 10

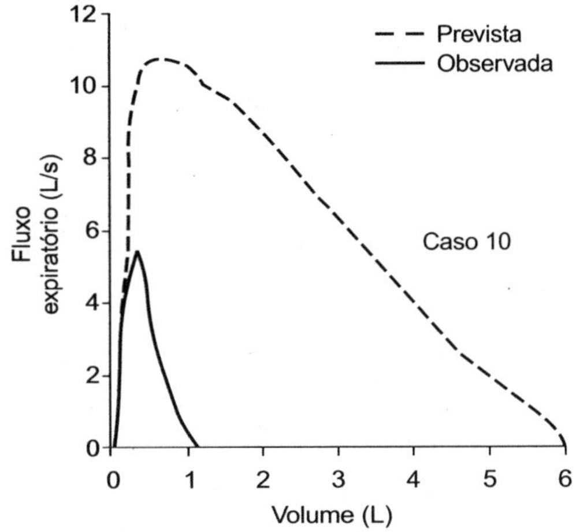

30 anos – H – Peso: 151 libras (68 kg) – Altura 73 polegadas (186 cm)

	Normal	*Observada*	*% prevista*
Espirometria			
CVF(L)	6,01	1,12*	19
VEF_1 (L)	4,89	1,04*	21
VEF_1/CVF (%)	81	93	
FEF_{25-75} (L/s)	4,6	2,2*	48
VVM (L/min)	190	81*	43
Volumes			
CPT (L)	7,45	2,09*	28
VR/CPT (%)	19	44*	232
DL_{CO} (ml/min/mmHg)	35	9*	26

Perguntas

1. Qual é a sua impressão inicial da curva de fluxo-volume?
2. Os dados confirmam a sua impressão inicial?
3. Pode a obesidade ou uma deformidade torácica grave produzir estes resultados?

Respostas

1. A impressão inicial é de limitação ventilatória grave em uma base restritiva por causa da diminuição acentuada na CVF e a inclinação íngreme da curva de fluxo-volume $\left(\text{aproximadamente } 7\ \frac{L/s}{L}\right)$.
2. A CPT extremamente baixa sustenta um processo restritivo como a causa da limitação. Além disso, a DL_{CO} acentuadamente reduzida sugere doença do parênquima pulmonar. Na verdade, este homem possuía fibrose intersticial grave de causa desconhecida. Ele tinha também coração pulmonar. Sua saturação de oxigênio em repouso era de 95%, e ela diminuía para 85% com uma leve subida em degraus de escadas.
3. Embora a obesidade extrema possa reduzir a CPT, ela provavelmente nunca faz isto a esta dimensão. Também, pode-se esperar com a obesidade uma DL_{CO} de normal a aumentada. Uma deformidade torácica grave não deve ser associada a este grau de redução na DL_{CO}. Além disso, a inclinação íngreme da curva de fluxo-volume é muito improvável com ambos a obesidade extrema ou a deformidade da parede torácica.

CASO 11

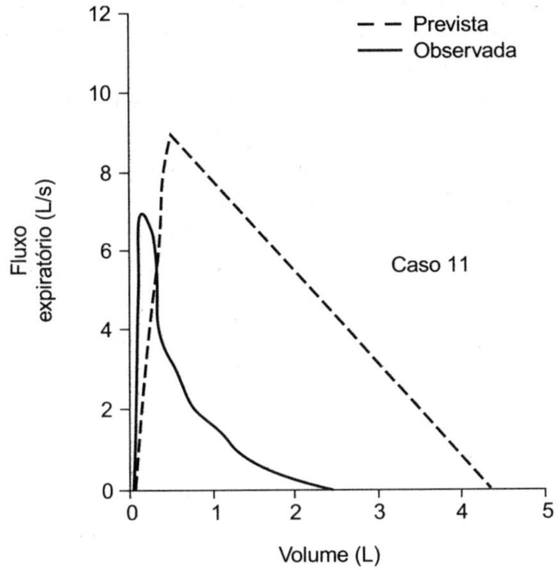

68 anos – H – Peso: 224 libras (102 kg) – Altura 74 polegadas (188 cm)

	Normal	*Observada*	*% prevista*
Espirometria			
CVF (L)	4,36	2,43*	56
VEF_1 (L)	3,05	1,59*	52
VEF_1/CVF (%)	70	66	
FEF_{25-75} (L/s)	2,7	0,7*	26
VVM (L/min)	117	87*	75
Volumes			
CPT (L)	7,84	4,95*	63
VR/CPT (%)	44	51	116
DL_{CO} (ml/min/mmHg)	36	28	78

Perguntas

1. Este homem de 68 anos de idade tinha recentemente observado sua respiração encurtar-se quando se deitava. Como isto foi diminuindo, ele pôde dormir à noite. Ele negava qualquer dispnéia significativa enquanto caminhava ou subia escadas. Ele tinha sido um fumante inveterado mas parou 15 anos atrás. Qual é a sua impressão inicial da curva de fluxo-volume?
2. Os resultados dos testes concordam com sua avaliação inicial?
3. Existem quaisquer outros testes que você possa solicitar?

Respostas

1. Certamente a curva de fluxo-volume sugere uma limitação ventilatória moderadamente grave que, na base do contorno da curva, parece ser de obstrução por natureza.
2. Os resultados do teste não sustentam totalmente o diagnóstico colocado. Existe alguma obstrução nas vias aéreas, indicada melhor pela $FEF_{25\text{-}75}$ reduzida. Contudo, a redução na CPT não é consistente com a obstrução pura. O IMC do paciente de 28,9 kg/m^2 não é suficiente para explicar o componente restritivo como sendo devido à obesidade.
3. O histórico sugerido ao médico é de que o paciente possa possuir paralisia diafragmática bilateral. Ele solicitou fluoroscopia, que mostrou diafragmas paralisados. Ele também ordenou uma curva de fluxo-volume em postura supina. Observe a redução acentuada da segunda curva de fluxo-volume obtida na postura supina.

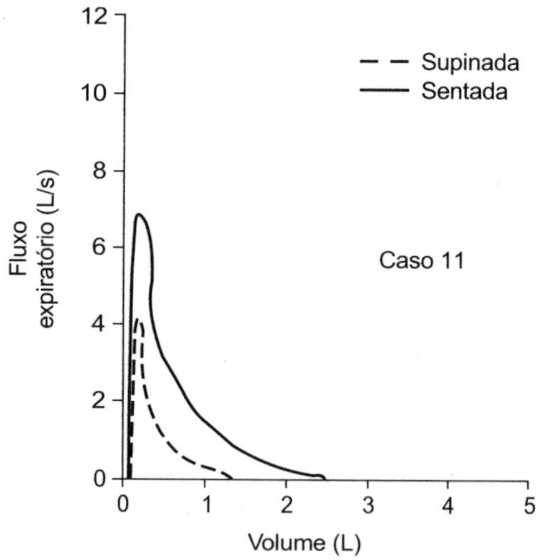

O médico também solicitou medidas de pressão respiratória máxima:

A PE máxima foi de 215 cmH_2O (normal, 200).
A PI máxima foi de –36 cmH_2O (normal, 103).

Estes dados são consistentes com a paralisia quase completa do diafragma. Em resumo, isto era uma limitação devida ao processo restritivo–obstrutivo máximo. O processo restritivo dominava e era devido à paralisia diafragmática idiopática.

CASO 12

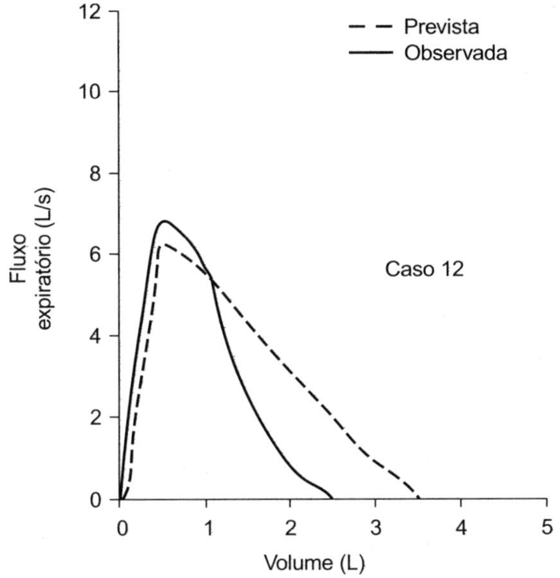

49 anos – M – Peso: 158 libras (72 kg) – Altura 66 polegadas (168 cm)

	Normal	*Observada*	*% prevista*
Espirometria			
CVF (L)	3,55	2,43	68
VEF_1 (L)	2,89	2,20	76
VEF_1/CVF (%)	81	91	
FEF_{25-75} (L/s)	2,7	3,3	123
VVM (L/min)	106	92	87
Volumes			
CPT (L)	5,31	4,39	83
VR/CPT (%)	33	36	109
DL_{CO} (ml/min/mmHg)	23	14*	61

Comentários e Perguntas

A paciente queixava-se de dispnéia ao subir um lance de escadas. Ela nunca fumou antes. Ela tinha alguma rigidez articular e dor.

1. O que a curva de fluxo-volume sugere?
2. Considerando os resultados do teste, qual é a sua interpretação final? (Observe que durante os últimos três anos, a CPT, a CVF e a DL_{CO} declinaram gradualmente.)

Respostas

1. A área perdida sob a curva normal sugere uma limitação ventilatória moderada. A inclinação muito íngreme da curva de fluxo-volume sugere um processo restritivo ou um processo não-específico, dependendo da CPT.
2. A redução moderada na CPT não qualifica completamente para uma disfunção restritiva, porém ela deve levantar sua suspeita. A melhor interpretação é de uma limitação ventilatória não-específica associada a uma capacidade de difusão reduzida.

A paciente tinha escleroderma com fibrose intersticial mínima demonstrada através da radiografia, o que explica a D_{LCO} reduzida e provavelmente a inclinação íngreme da curva de fluxo-volume. A fibrose e as modificações na pele do tórax da escleroderma estão reduzindo a CPT.

CASO 13

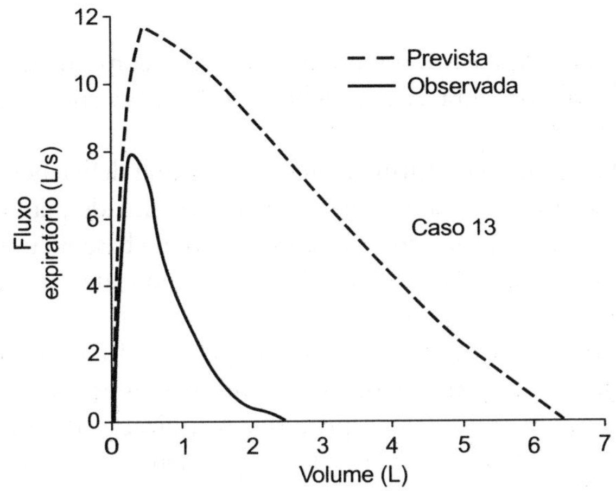

Volume (L)

39 anos – H – Peso: 170 libras (77 kg) – Extensão do braço 79 polegadas

	Normal	*Observada*	*% prevista*
Espirometria			
CVF (L)	6,32	2,37*	38
VEF_1 (L)	5	1,94*	39
VEF_1/CVF (%)	79	82	
FEF_{25-75} (L/s)	4,4	1,7*	38
VVM (L/min)	186	121*	65
Volumes			
CPT (L)	7,94	3,62*	46
VR/CPT (%)	20	33	165
DL_{CO} (ml/min/mmHg)	39	19*	50

Perguntas

1. Como você classifica a curva de fluxo-volume?
2. Qual é sua interpretação após rever os resultados do teste?
3. Qual é o diagnóstico?

CASO 13

Respostas

1. A curva de fluxo-volume pode ser descrita como demonstrando limitação ventilatória grave, e a inclinação da curva sugere um componente restritivo.
2. A CPT reduzida confirma a presença de uma deficiência restritiva. Além disso, a DL_{CO} reduzida sugere uma anormalidade parenquimal. Portanto, isto é uma limitação ventilatória grave na base de um processo restritivo com uma capacidade de difusão prejudicada, sugerindo uma anormalidade parenquimal.
3. Observe que a extensão do braço do paciente foi utilizada para prognosticar seus valores normais. O paciente possui escoliose idiopática grave com áreas de pulmão comprimido. A utilização de uma altura medida pode subestimar a gravidade de seu problema, como observado adiante.

A curva de fluxo-volume mostra a curva do paciente tramada contra a curva prognosticada para sua altura real que é de 167,6 cm. Agora a CVF é de 54% do previsto *versus* 38%, e a VEF_1 mostra uma diferença similar.

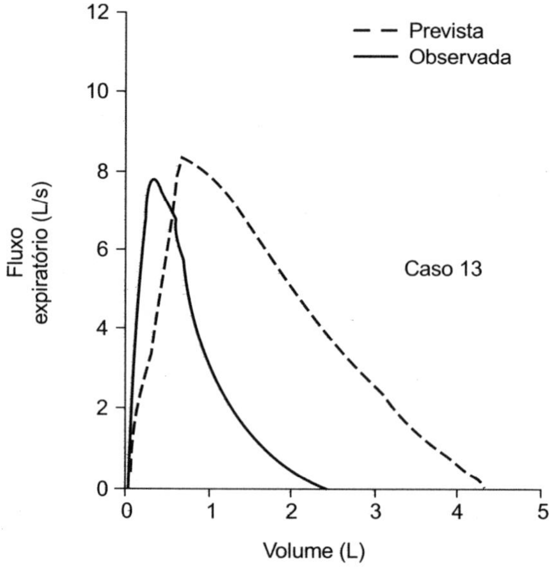

Este é um caso complexo. O ponto principal é que os médicos devem medir a extensão do braço e utilizá-la para prever os valores normais em todas as pessoas com deformidades na espinha.

CASO 14

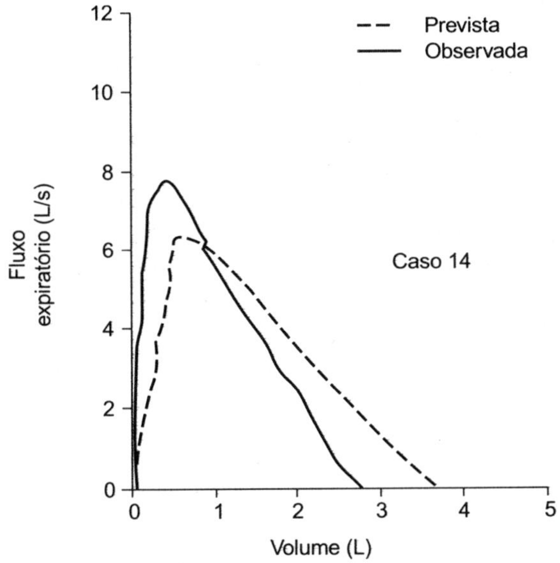

22 anos – M – Peso: 117 libras (53 kg) – Altura 60 polegadas (152 cm)

	Normal	*Observada*	*%prevista*	*Pós-dilatador*
Espirometria				
CVF (L)	3,63	2,83*	78	2,65
VEF_1 (L)	3,21	2,58*	81	2,49
VEF_1/CVF (%)	88	92		
FEF_{25-75} (L/s)	3,7	3,8	103	
VVM (L/min)	118	88	75	
Volumes				
CPT (L)	4,45	3,6	81	
VR/CPT (%)	18	22	122	
DL_{CO} (ml/min/mmHg)	24	23	93	

Comentários e Perguntas

Esta mulher de 22 anos de idade foi observada para uma protuberância em sua garganta que interferia na hora de engolir por causa da ansiedade. Ela observou que algumas vezes sua respiração encurtava, mas ela negava ter respiração ruidosa. Os resultados do exame físico foram negativos.

1. Como você interpretaria a curva de fluxo-volume e os dados do teste?
2. Existe algum outro procedimento que você queira solicitar?

CASO 14

Respostas

1. Na base da área perdida nos volumes inferiores, a CPT normal-baixa, a redução proporcional na CVF e na VEF_1 resultando em uma razão normal, a falta de resposta do dilatador, e a DL_{CO} normal, este teste enquadra-se na categoria da "limitação ventilatória não-específica". A resistência das vias aéreas foi medida e estava normal.
2. Como os resultados do exame cardíaco foram normais e a causa de sua dispnéia era desconhecida, um teste de broncoprovocação à metacolina foi solicitado. A curva após cinco respirações de metacolina é mostrada a seguir. Ocorreu uma diminuição de 35% na VEF_1 associada à rigidez torácica e dispnéia similar àquela que a paciente vem experimentando.

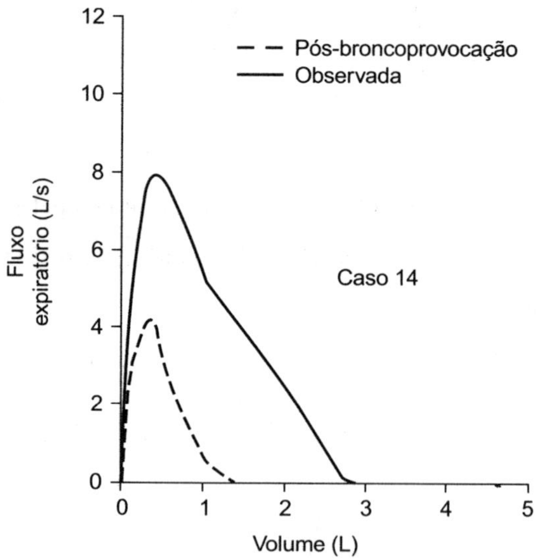

Uma característica interessante é o deslocamento em paralelo na curva de pós-metacolina resultando em uma razão de VEF_1/CVF que era de 90% apesar da broncoconstrição grave. Também, a medida da resistência das vias aéreas durante a parte inicial do estudo falhou em detectar qualquer anormalidade. A inclinação ligeiramente aumentada da curva de controle e a CPT normal-baixa pode levantar a questão de fibrose pulmonar moderada porém, é claro, a DL_{CO} normal argumenta contra isto. Na verdade, isto é um exemplo de asma oculta caracterizada principalmente por uma diminuição na CVF e por algum acréscimo na inclinação da curva de fluxo-volume.

CASO 15

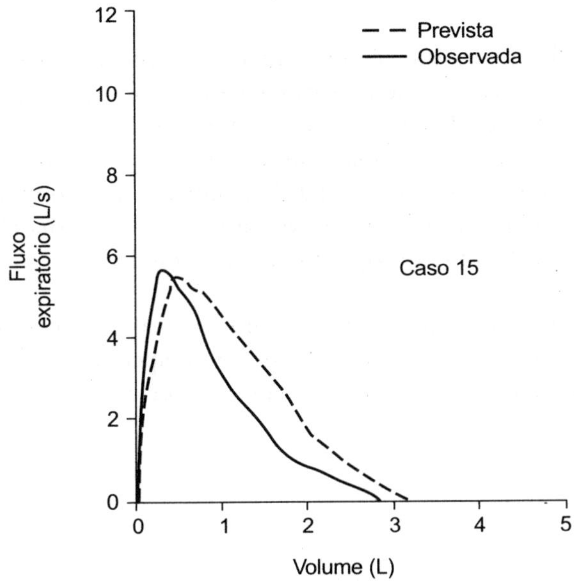

64 anos – M – Peso: 377 libras (171 kg) – Altura 65 polegadas (165 cm)

	Normal	*Observada*	*% prevista*	*Pós-dilatador*
Espirometria				
CVF (L)	3,13	2,89	92	2,81
VEF_1 (L)	2,48	2,15	87	2,1
VEF_1/CVF (%)	80	74		
FEF_{25-75} (L/s)	2,2	1,6	73	
VVM (L/min)	94	90	96	
DL_{CO} (ml/min/mmHg)	21	25	119	

Pergunta

1. Como você interpretaria este teste?

CASO 15

Resposta

1. A perda da área sugere uma limitação ventilatória moderada apesar dos dados normais. A interpretação poderia ser uma possível limitação ventilatória moderada em uma base não-específica. O contorno da curva de fluxo-volume sugere uma obstrução das vias aéreas moderada. A medida da CPT seria necessária para determinar se um componente restritivo está presente. O peso excessivo da paciente para sua altura pode estar desempenhando um papel na limitação moderada.

Este caso ilustra que mesmo em uma pessoa idosa não-fumante, a obesidade mórbida (o IMC é de 62,8 kg/m^2) pode apenas ter um efeito moderado na função pulmonar. É claro, isto não é sempre o caso.

CASO 16

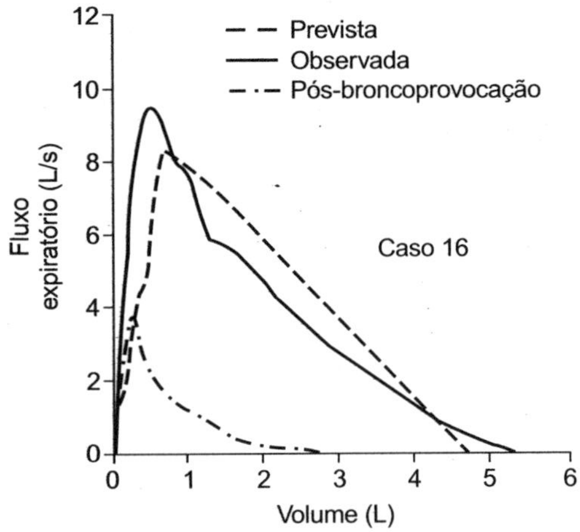

17 anos – H – Peso: 170 libras (77 kg) – Altura 69 polegadas (175 cm)

	Normal	*Observada*	*% prevista*	*Pós-broncoprovocação*	*% de modificação*
Espirometria					
CVF (L)	4,67	5,37	115	2,72	–49
VEF_1 (L)	4,02	3,88	96	1,45	–63
VEF_1/CVF (%)	86	72*		53	
FEF_{25-75} (L/s)	4,5	2,8	63	0,6	
VVM (L/min)	161	144	89		
Volumes					
CPT (L)	6,06	6,68	110		
VR/VPT (%)	19	20	105		
DL_{CO} (ml/min/mmHg)	32	30	95		

Comentários

Este jovem tinha tido asma e febre do feno desde os seis anos de idade. Ele também tinha asma induzida pelo exercício e é alérgico a certos frutos do mar.

Ele é apresentado aqui para mostrar o quão extrema a resposta pode ser para uma respiração de metacolina (5 mg/ml). A curva de controle sugere limitação ventilatória no limite máximo em uma base de obstrução, a inclinação da curva de fluxo-volume sendo diminuída e a razão da VEF_1/CVF ligeiramente reduzida. Os outros resultados do teste são normais, e na base destes resultados um paciente não poderia esperar a diminuição de 63% na VEF_1, que estava associada à respiração ruidosa e À dispnéia significativa.

CASO 17

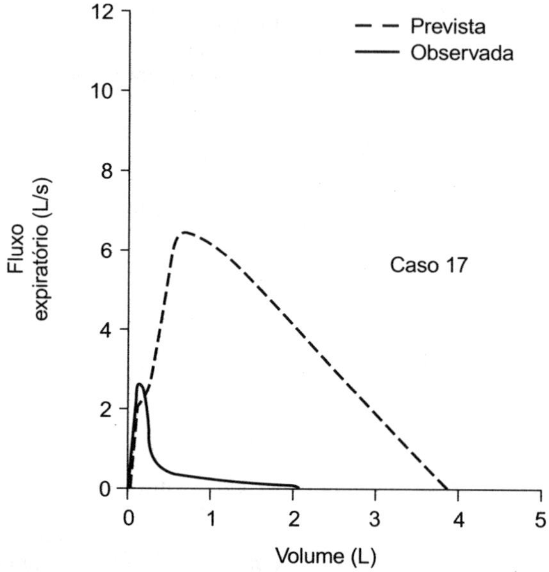

29 anos – M – Peso: 110 libras (50 kg) – Altura 65 polegadas (165 cm)

	Normal	*Observada*	*% prevista*	*Pós-dilatador*
Espirometria				
CVF (L)	3,93	2,39*	61	2,86
VEF_1 (L)	3,34	0,62*	19	0,67
VEF_1/CVF (%)	85	26*		
FEF_{25-75} (L/s)	3,4	0,2*	6	0,2
VVM (L/min)	119	28*	23	
Volumes				
CPT (L)	5,18	6,63	128	
VR/CPT (%)	24	59*	246	
DL_{CO} (ml/min/mmHg)	25	7*	28	

Perguntas

1. Como você classifica a limitação baseada na curva de fluxo-volume?
2. Os resultados da espirometria sustentam sua impressão? (A curva pós-broncodilatada não é mostrada porque ela não podia ser distinguida da curva de controle.)
3. São os volumes e a DL_{CO} também consistentes?
4. O que é incomum a respeito deste caso?

CASO 17

Respostas

1. A curva de fluxo-volume mostra limitação ventilatória grave devida a um processo de obstrução. O formato da curva é característico de obstrução.
2. Os resultados da espirometria são consistentes com a obstrução grave.
3. A CPT normal alta e a DL_{CO} reduzida são consistentes. A DL_{CO} baixa sugere uma anormalidade parenquimal tal como o enfisema.
4. A paciente era uma não-fumante com nenhum histórico de asma. Este grau de obstrução em uma pessoa jovem como esta é raro. Uma possibilidade pode ser uma deficiência de α_1 – antitripsina, porém os resultados dos testes sanguíneos foram normais. Na biópsia de pulmão aberto, a paciente foi descoberta como tendo linfangioleiomiomatose. Esta é uma doença rara na qual há uma proliferação de músculo suave atípica por todas as regiões peribronquiais, perivaculares e perilinfáticas do pulmão. As infiltrações pulmonares eram proeminentes na radiografia de tórax (estas não ocorrem na deficiência de α_1 – antitripsina) e contribuem para a redução na DL_{CO}.

CASO 18

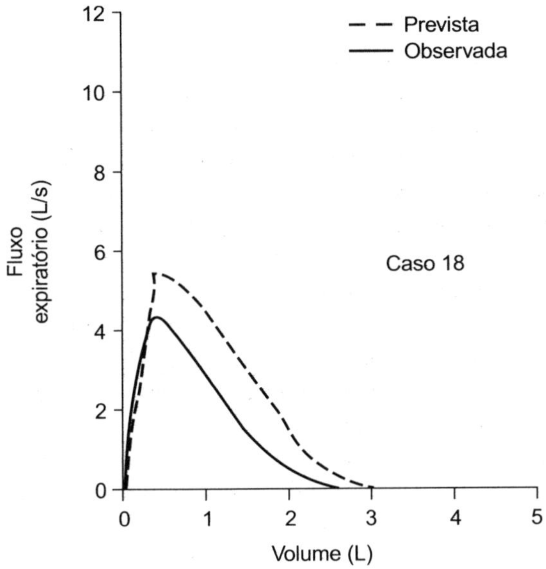

73 anos – M – Peso: 150 libras (68 kg) – Altura 64 polegadas (162 cm)

	Normal	*Observada*	*% prevista*
Espirometria			
CVF (L)	3,19	2,72	85
VEF_1 (L)	2,33	1,83	79
VEF_1/CVF (%)	79	67	
FEF_{25-75} (L/s)	1,9	1,7	89
VVM (L/min)	88	81	92
DL_{CO} (ml/min/mmHg)	18	9,4*	52

Comentários e Perguntas

Esta mulher de 73 anos de idade queixava-se de tosse durante dois meses. A tosse tinha começado após uma doença do tipo gripe. Ela era não-fumante. Ela negava respiração ruidosa e dispnéia. No exame, seus pulmões estavam claros. Ela tinha um sopro sistólico precordial grave de classificação 4/6.

1. Como você interpreta este teste? (Ela não mostrou qualquer resposta ao broncodilatador inalado.)
2. Qual poderia ser a causa de seu problema?

CASO 18

Respostas

1. Na base da comparação da área, existe uma moderada limitação ventilatória de natureza não-específica, a razão da VEF_1/CVF estando dentro do limite normal. Contudo, a porção terminal da curva de fluxo-volume sugere a presença de uma obstrução moderada. A capacidade de difusão acentuadamente reduzida sugere um processo restritivo devido à anormalidade parenquimal pulmonar, porém como não há uma medida da CPT, isto não pode ser confirmado.
2. O sopro alto era a pista importante. Sua radiografia pulmonar mostrou um padrão intersticial (facilmente confundido com fibrose), efusões pleurais bilaterais pequenas e um coração alargado. Os resultados da eletrocardiografia estavam também anormais. Com a terapia para a insuficiência cardíaca congestiva, sua tosse desapareceu, e ela perdeu 12 libras (5,4 kg). A curva de fluxo-volume abaixo foi então obtida. Ela estava totalmente normal, e a capacidade de difusão retornou também ao normal.

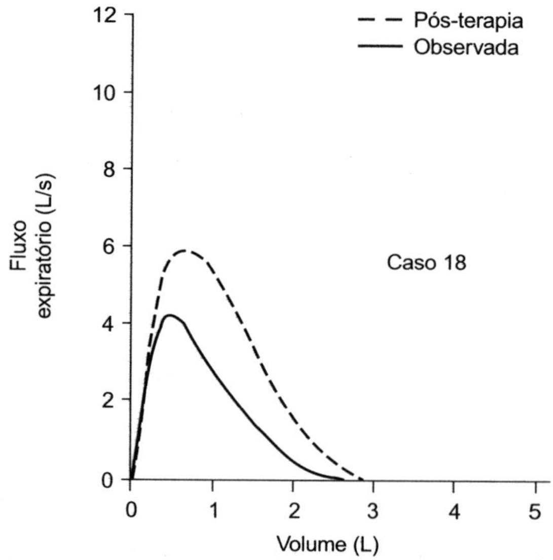

A insuficiência cardíaca congestiva pode apresentar-se com tosse como a única reclamação significativa. O teste de função pulmonar pode imitar um processo restritivo devido aos linfáticos e perivasculares congestionados e ao edema peribronquial. A comparação das curvas de fluxo-volume indica que inicialmente uma obstrução moderada encontrava-se presente no local. Algumas vezes isto pode estar bem acentuado e conduzir a uma "asma cardíaca".

CASO 19

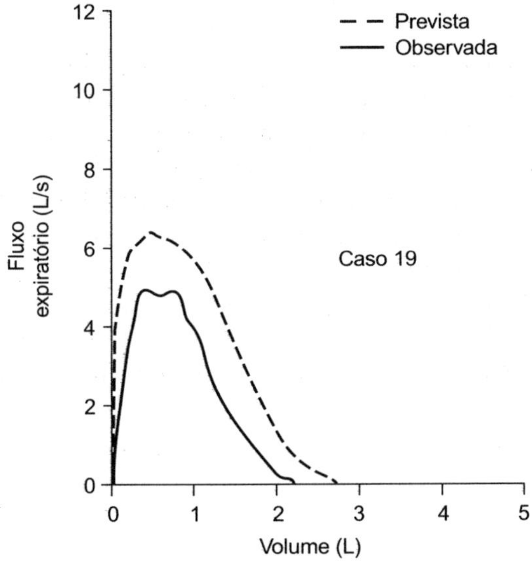

40 anos – M – Peso: 213 libras (97 kg) – Altura 62 polegadas (157 cm)

	Normal	*Observada*	*% prevista*
Espirometria			
CVF (L)	3,32	2,14*	64
VEF_1 (L)	2,59	1,94*	75
VEF_1/CVF (%)	77	90	
FEF_{25-75} (L/s)	3,07	2,72	89
VVM (L/min)	107	79	74
Volumes			
CPT (L)	4,65	4,02	86
VR/CPT (%)	32	35	109

Comentários e Perguntas

A paciente forneceu um histórico de quatro anos de episódios de brevidade de respiração. Tipicamente, ela acordava pela manhã com dispnéia e sem respiração ruidosa, porém com alguma tosse noturna. Os ataques deveriam acalmar-se de um a dois dias, e ela não tinha conhecimento de nada que poderia precipitá-los. Ela era não-fumante. Os resultados do exame físico foram pouco perceptíveis. Os pulmões estavam limpos, e o coração batia normalmente.

1. Qual é a sua interpretação deste teste?
2. O que você pensa que é o problema?
3. Existem quaisquer outros procedimentos que você solicitaria?

CASO 19

Respostas

1. A redução proporcional na CVF e na VEF_1 com uma razão de VEF_1/CVF normal sugere um processo restritivo. Contudo, a CPT normal essencialmente elimina a restrição. Dessa maneira, "limitação ventilatória moderada em uma base não-específica" é a possibilidade restante.
2. Como mostrado anteriormente, a razão de VEF_1/CVF normal não elimina a obstrução. Devido à natureza noturna dos sintomas da paciente, você deve suspeitar de asma.
3. Se você solicitou uma broncoprovocação, você estava correto. Como pode ser observado a partir das curvas de fluxo-volume abaixo, a curva pós-broncodilatada é normal. A VEF_1 aumentou em cerca de 25%.

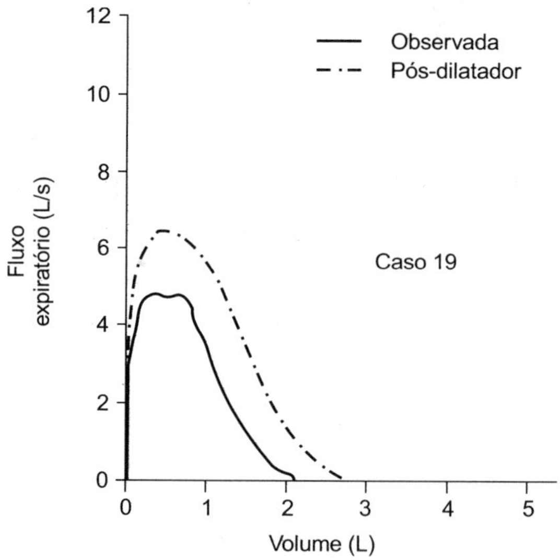

Este caso reforça vários pontos:

Nem toda a asma é ruidosa.

A asma é muitas vezes uma desordem noturna.

O peso excessivo da paciente em relação à sua altura (IMC é de 39 kg/m^2) pode ter a tendência de tornar a CPT um pouco mais baixa.

Este é outro exemplo da razão VEF_1/CVF, não sendo um teste infalível de obstrução.

As duas curvas de fluxo-volume realmente mostram um deslocamento em paralelo, como é freqüentemente observado na asma moderada. Nestas circunstâncias, a razão de VEF_1/CVF não aumenta até que a obstrução diminua a um grau significativo.

CASO 20

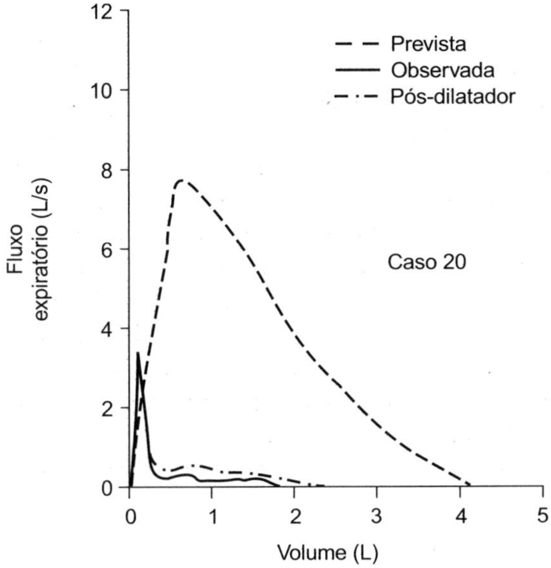

69 anos – H – Peso: 143 libras (65 kg) – Altura 68 polegadas (173 cm)

	Normal	*Observada*	*% prevista*	*Pós-dilatador*
Espirometria				
CVF (L)	4,11	1,73*	42	2,30*
VEF_1 (L)	3,18	0,48*		0,63*
VEF_1/CVF (%)	77	28*	15	
FEF_{25-75} (L/s)	2,8	0,2*	8	0,3*
VVM (L/min)	124	24*	19	
Volumes				
CPT (L)	6,39	7,62	119	
VR/CPT (%)	36	71*	197	
DL_{CO} (ml/min/mmHg)	25	12*	47	

Perguntas

1. Como você interpretaria este teste?
2. Como você prevê que a VVM pré-broncodilatador deveria ser?

CASO 20

Respostas

1. Este é um caso clássico de doença obstrutiva grave. Existe uma pequena resposta ao broncodilatador. A DL_{CO} reduzida sugere um elemento de enfisema anatômico. O platô na curva de fluxo-volume é típico da doença pulmonar obstrutiva crônica grave e não deve ser confundido com uma lesão das vias aéreas intratorácica variável.
2. A VVM pré-broncodilatador deveria ser prevista como sendo de 40 x 0,48 (VEF_1) = 19 L/min. O valor medido foi de 24 L/min. A diferença não significa que a VEF_1 estava errada, porém meramente assinala a limitação da equação de previsão e a variabilidade na relação entre a VVM e o VEF_1. De interesse, durante um estudo de exercício realizado no mesmo dia, o paciente atingiu uma ventilação cronometrada de 36 L/min. Dessa maneira, prever a ventilação máxima durante o exercício a partir do VEF_1 ou da VVM pode também não ser preciso.

CASO 21

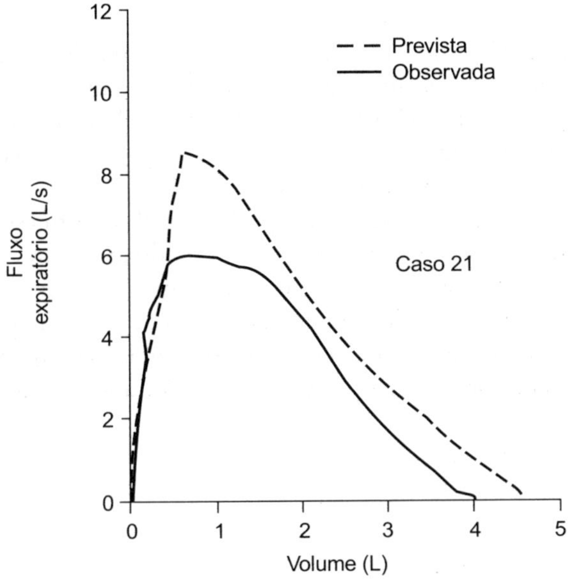

50 anos – H – Peso: 161 libras (73 kg) – Altura 68 polegadas (173 cm)

Espirometria	*Normal*	*Observada*	*% prevista*
CVF (L)	4,61	4,02	87
VEF_1 (L)	3,69	3,23	88
VEF_1/CVF (%)	80	80	
FEF_{25-75} (L/s)	3,4	3,0	88
VVM (L/min)	150	46*	31

Comentários e Perguntas

Este paciente queixava-se de dispnéia ao subir escadas. Ele era um não-fumante. Os resultados do exame cardíaco foram negativos. A ausculta-ção revelou alguma diminuição nos sons respiratórios. Há dezenove anos atrás ele sofreu de poliomielite bulbar, da qual ele se recuperou completamente. Nenhuma melhora foi observada após ele receber uma broncoprovocação.

1. Qual é a sua interpretação?
2. Existe qualquer procedimento que você solicitaria?

CASO 21

Respostas

1. Existe uma ligeira perda da área, sugerindo uma limitação não-específica moderada. O contorno da curva de fluxo-volume é normal. Contudo, existe uma redução isolada, significativa na VVM. Isto pode ser o reflexo de uma lesão maior nas vias aéreas, um problema neuromuscular, ou esforço submáximo do paciente.
2. Como o médico pensou que o paciente realizou um esforço máximo na VVM, você deve solicitar uma curva de fluxo-volume inspiratória. Isto foi obtido (mostrado abaixo) e indicou que o paciente tinha uma lesão das vias aéreas principal extratorácica variável. Isto era devido à paralisia total da corda vocal direita e à paralisia parcial da esquerda, o que resultou em um orifício tipo uma constrição durante a inspiração.

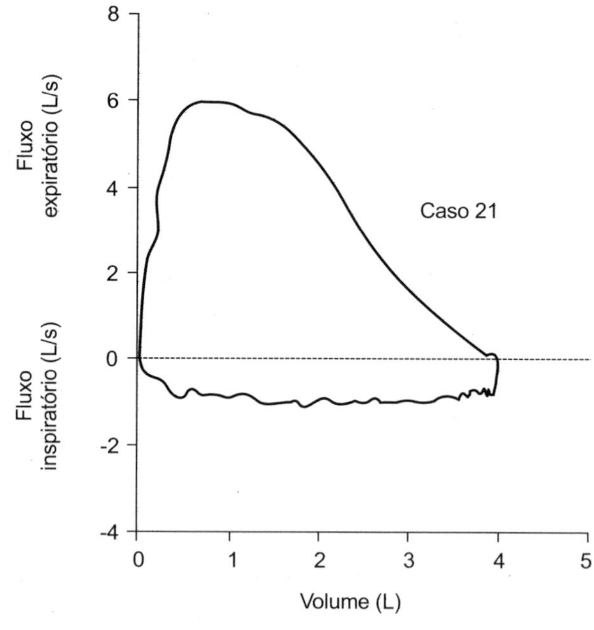

A informação do diagnóstico foi a redução inexplicável na VVM o que parecia ser um bom esforço. Na base do VEF_1, você deveria esperar que a VVM fosse cerca de 129 L/min (3,23 × 40). Dessa maneira, esta foi uma redução marcante. Contudo, se a alça de fluxo-volume inspiratório estava normal, pode então solicitar medidas de pressão respiratória máxima.

CASO 22

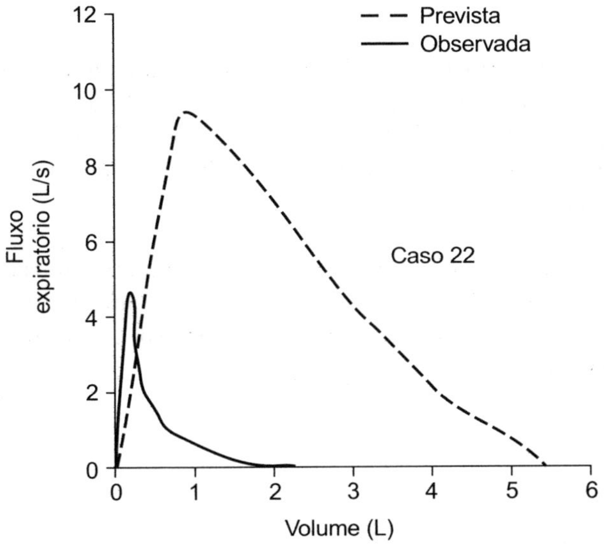

68 anos – H – Peso: 217 libras (99 kg) – Altura 74 polegadas (188 cm)

	Normal	*Observada*	*% prevista*	*Pós-dilatador*
Espirometria				
CVF (L)	5,46	2,33*	43	2,2
VEF_1 (L)	4,10	1,17*	28	1,19
VEF_1/CVF (%)	75	50*		
FEF_{25-75} (L/s)	3,3	0,4*	12	0,4
VVM (L/min)	145	50*	34	
Volumes				
CPT (L)	7,69	4,74*	62	
VR/CPT (%)	29	46*	159	
DL_{CO} (ml/min/mmHg)	28	17*	60	

Pergunta

1. Como você interpretaria este teste?

CASO 22

Resposta

1. Existe uma limitação ventilatória grave em uma base de obstrução e restritiva mista. A restrição é refletida na CPT reduzida. A obstrução é refletida nos fluxos expiratórios diminuídos e na curvatura aumentada da curva de fluxo-volume. Existe uma redução moderada da capacidade de difusão.

Isso é um padrão incomum com obstrução grave e ainda uma CPT reduzida. O paciente submeteu-se a uma pneumonectomia há 10 anos para tratar de um câncer de célula escamosa. Levando isto em consideração, a D_{LCO} está bem preservada.

CASO 23

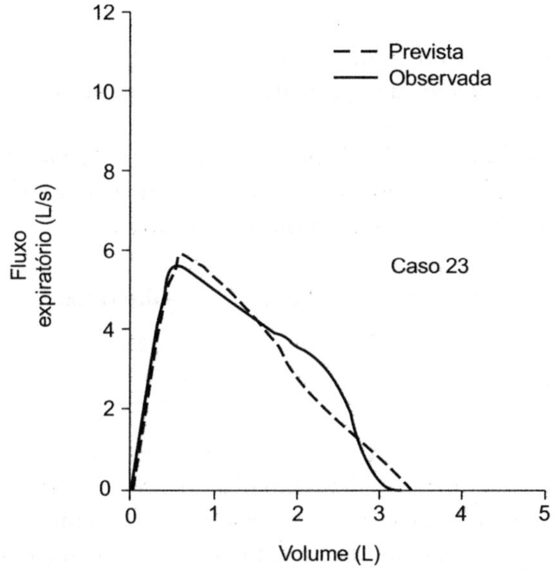

45 anos – M – Peso: 131 libras (60 kg) – Altura 62 polegadas (157 cm)

Espirometria	*Normal*	*Observada*	*% prevista*	*Pós-dilatador*
CVF (L)	3,44	3,96	115	4,0
VEF_1 (L)	2,84	2,98	105	
VEF_1/CVF (%)	82	75		
FEF_{25-75} (L/s)	2,7	3,51	130	
VVM (L/min)	106	122	115	

Comentários e Perguntas

A paciente é uma mulher de 45 anos de idade que nos últimos um a dois anos observou dispnéia quando apressava-se no nível plano ou quando subia escadas. Ela tinha sentido uma leve fraqueza no braço.

1. Qual é a sua interpretação deste teste?
2. Há algum outro teste que você solicitaria?

CASO 23

Respostas

1. Os resultados do estudo são normais. O formato da curva de fluxo-volume sugere que a paciente era não-fumante, o que é realmente verdade.
2. Você solicitou medidas da pressão respiratória máxima? A dispnéia inexplicável e a ligeira fraqueza muscular devem alertar você para a possibilidade de uma desordem neuromuscular anterior.

	Normal	*Observada*	*% do normal*
PI máxima (cmH_2O)	–70	–26*	37
PE máxima (cmH_2O)	135	90*	67

A pressão inspiratória máxima estava mais reduzida do que a pressão expiratória. Finalmente, foi feito um diagnóstico de esclerose lateral amiotrófica. Isto é um exemplo de dispnéia devido à fraqueza muscular aparecendo na hora quando os resultados da espirometria estavam ainda normais.

CASO 24

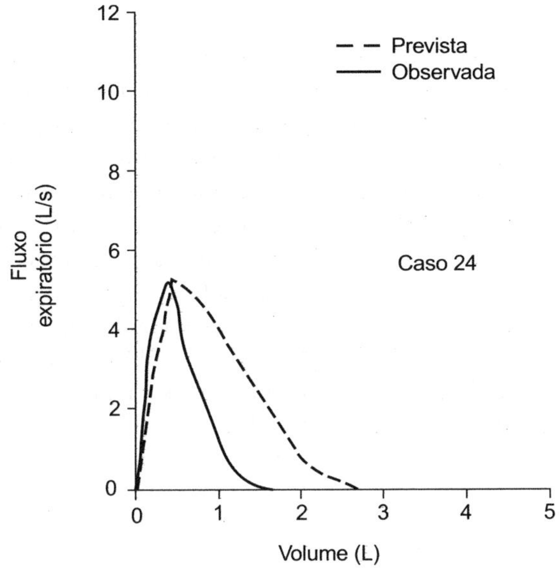

72 anos – M – Peso: 249 libras (113 kg) – Altura 63 polegadas (160 cm)

	Normal	*Observada*	*% prevista*
Espirometria			
CVF (L)	2,75	1,56*	57
VEF_1 (L)	2,18	1,34*	62
VEF_1/CVF (%)	79	86	
FEF_{25-75} (L/s)	2	1,7	
VVM (L/min)	86	53*	62
Volumes			
CPT (L)	4,88	3,77*	77
VR/CPT (%)	44	51	116
DL_{CO} (ml/min/mmHg)	20	16	79

Pergunta

1. Qual é a sua interpretação dos resultados nesta mulher de 72 anos de idade não-fumante?

CASO 24

Resposta

1. Como há uma perda de área, ela possui limitação ventilatória moderada. A limitação é restritiva por natureza na base da CPT reduzida. Embora a curva de fluxo-volume seja um pouco íngreme, a DL_{CO} normal está contrária a um processo parenquimal significativo ocasionando a restrição. Dessa maneira, a restrição é extrapulmonar e mais provavelmente devida à obesidade da paciente, o seu IMC é de 44,1 kg/m^2. Este caso contrasta com o caso 15 (página 173), no qual mesmo a obesidade mais maciça não ocasionou nenhuma redução na CVF e presumivelmente nenhuma modificação na CPT. Na média, a obesidade com um IMC kg/m^2 de mais de 35 ocasiona uma redução de 5 a 10% na CVF, porém o efeito da obesidade é altamente variável. Ela pode ser marcada, como é neste caso, ou insignificante, como no caso 15.

CASO 25

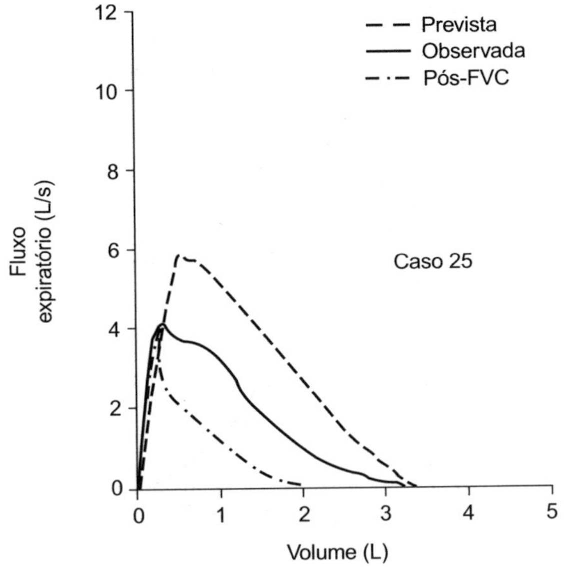

42 anos – M – Peso: 152 libras (69 kg) – Altura 62 polegadas (157 cm)

	Normal	*Observada*	*% prevista*	*Pós-CVF*
Espirometria				
CVF (L)	3,32	3,34	101	2,11*
VEF_1 (L)	2,81	2,16*	77	1,46*
VEF_1/CVF (%)	85	65*		
FEF_{25-75} (L/s)	5,9	4,2	71	
VVM (L/min)	106	41*	39	
Volumes				
CPT (L)	4,69	4,26	91	
VR/CPT (%)	1,37	0,92	67	
DL_{CO} (ml/min/mmHg)	23	18	77	

Comentários

A curva de fluxo-volume e os dados são consistentes com a obstrução das vias aéreas de branda a talvez moderada. Após a manobra de CVF de controle, contudo, uma respiração ruidosa audível desenvolveu-se e a curva de pós-CVF foi obtida. A VEF_1 foi reduzida em cerca de 32%. Isto é um exemplo de broncoconstrição induzida através da CVF, que algumas vezes ocorre em pacientes com vias aéreas hiper-reativas, tal como na asma. A VVM é reduzida por causa do broncospasmo induzido.

CASO 26

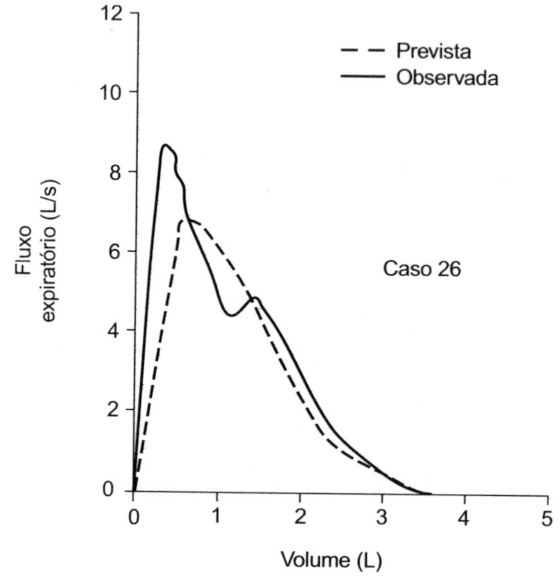

86 anos – H – Peso: 137 libras (62 kg) – Altura 67 polegadas (170 cm)

	Normal	*Observada*	*% prevista*	*Pós-dilatador*
Espirometria				
CVF (L)	3,6	3,85	107	3,95
VEF_1 (L)	2,7	2,87	106	2,66
VEF_1/CVF (%)	75	75		
FEF_{25-75} (L/s)	2,4	2,2	92	
VVM (L/min)	100	83	83	
Volumes				
CPT (L)	6,24	5,71	92	
VR/CPT (%)	42	34	74	
DL_{CO} (ml/min/mmHg)	21	4*	20	

Comentários e Perguntas

Este é um caso de redução isolada à DL_{CO}.

1. O que pode ser a causa desta descoberta?
2. Existe algum significado no contorno da curva de fluxo-volume?

CASO 26

Respostas

1. Um esforço pobre ou problemas no equipamento poderiam ocasionar este valor baixo. Contudo, o teste foi repetido em uma unidade diferente e não foi modificado. O paciente não era anêmico, mas a anemia acentuada pode contribuir para a DL_{CO} reduzida. Os testes não mostraram nenhuma evidência de enfisema. A radiografia torácica demonstrou uma infiltração intersticial distinta extensiva imaginada como representando um câncer em metástase. A razão de VR/CPT moderadamente reduzida pode refletir um processo restritivo inicial, porém essencialmente os volumes e os resultados da espirometria são normais.
2. A incisura na curva de fluxo-volume não foi observada em outros esforços e é de nenhum significado.

CASO 27

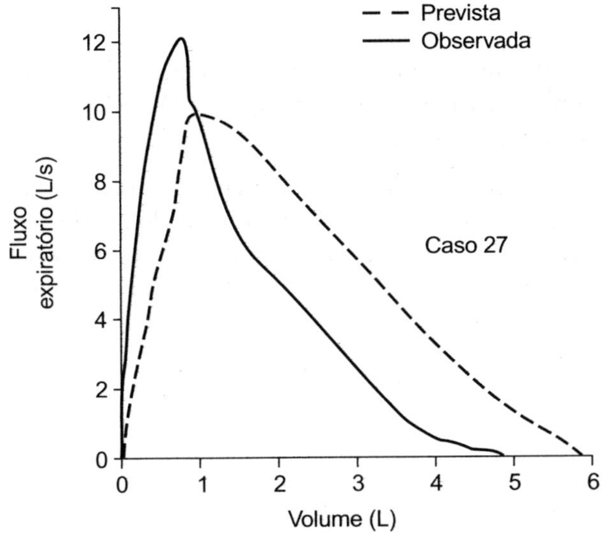

42 anos – H – Peso: (214 libras (97 kg) – Altura 74 polegadas (188 cm)

	Normal	*Observada*	*% prevista*	*Pós-dilatador*
Espirometria				
CVF (L)	5,91	5,15	87	5,10
VEF_1 (L)	4,68	3,82*	82	3,87
VEF_1/CVF (%)	79	74		
FEF_{25-75} (L/s)	4,1	2,8	67	
VVM (L/min)	177	174	99	
Volumes				
CPT (L)	7,60	7,75	102	
VR/CPT (%)	22	30*		
DL_{CO} (ml/min/mmHg)	34	56	163	

Perguntas

1. Como você interpretaria este estudo? (O paciente é um fumante moderado).
2. O que é particularmente incomum, e qual pode ser a causa?

CASO 27

Respostas

1. A curva de fluxo-volume demonstra limitação ventilatória moderada, e o contorno sugere obstrução das vias aéreas. A VEF_1 reduzida é consistente com esta impressão.

2. A característica incomum é o aumento excepcional na DL_{CO}. Tal aumento pode ocorrer com a asma, obesidade e policitemia. O paciente possuía uma deficiência septal atrial com um desvio significativo da esquerda para a direita. Isto produziu um volume sanguíneo capilar pulmonar e, em virtude disso, a DL_{CO} alta.

CASO 28

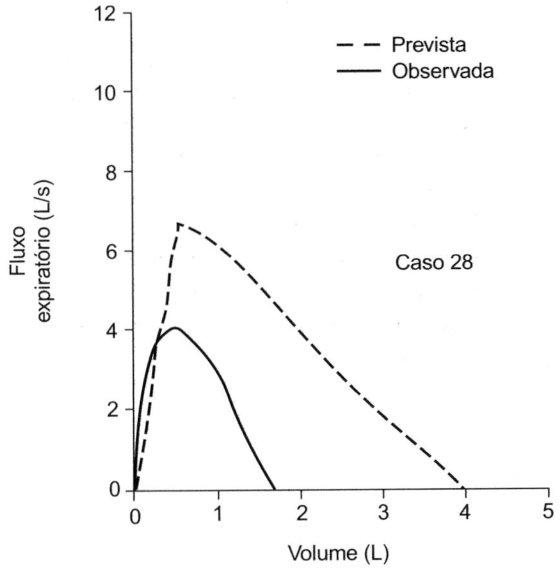

31 anos – M – Peso: 105 libras (48 kg) – Altura 65 polegadas (165 cm)

	Normal	*Observada*	*% prevista*	*Pós-dilatador*
Espirometria				
CVF (L)	3,94	1,73*	44	1,67
VEF_1 (L)	3,32	1,67*	50	1,62
VEF_1/CVF (%)	84	96		
FEF_{25-75} (L/s)	3,3	3,1	93	
VVM (L/min)	119	58*	49	
Volumes				
CPT (L)	5,26	5,43	103	
VR/CPT (%)	25	68*		
DL_{CO} (ml/min/mmHg)	25*	29	114	

Perguntas

1. Como você interpretaria este teste?
2. A curva de fluxo-volume e os dados do teste sugerem a necessidade de outros testes?

CASO 28

Respostas

1. Existe uma limitação ventilatória significativa (que é, perda da área sob a curva de fluxo-volume). A curva é íngreme, mas a CPT normal e a capacidade de difusão eliminam o processo restritivo parenquimal pulmonar. Neste ponto, este caso pode ser classificado como uma anormalidade não-específica.
2. Não existem descobertas para sugerir uma lesão principal das vias aéreas. Contudo, outra causa possível de tal padrão é um problema neuromuscular. Se imagina que as pressões respiratórias máximas devem ser determinadas para avaliar a força muscular respiratória, você está correto. Os valores são os seguintes:

	Normal	*Paciente*	*% do normal*
PI máxima (cmH_2O)	–88	–64*	30
PE máxima (cmH_2O)	154	113*	23

A paciente possui esclerose lateral amiotrófica grave. A fraqueza muscular leva a uma CVF e um VEF_1 diminuída e a uma razão VR/CPT aumentada. Surpreendentemente, uma CPT normal foi mantida. Compare este caso com o caso 23 (página 189), um caso menos grave de fraqueza muscular.

CASO 29

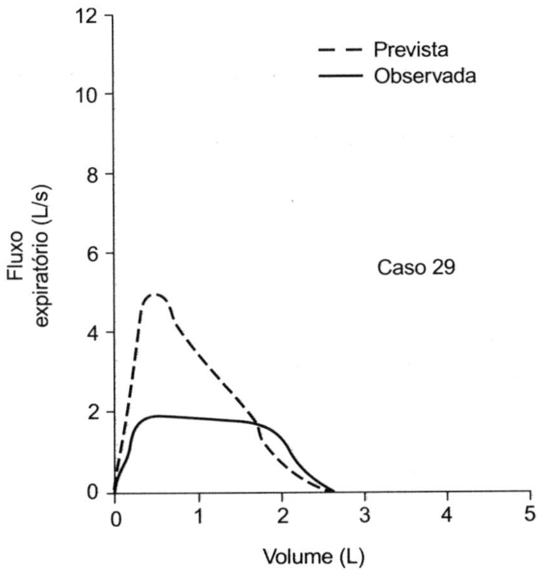

64 anos – M – Peso: 142 libras (64 kg) – Altura 60 polegadas (152 cm)

Espirometria	*Normal*	*Observada*	*% prevista*	*Pós-dilatador*
CVF (L)	2,60	2,76	106	2,70
VEF_1 (L)	2,13	1,84	86	1,85
VEF_1/CVF (%)	82	67	82	69
FEF_{25-75} (L/s)	2,2	2	91	
VVM (L/min)	87	27*	31	

Comentário e Pergunta

Esta mulher não-fumante queixou-se de ataques graduais de dispnéia ao esforçar-se durante cinco anos, muitas vezes associado à respiração barulhenta.

1. Qual é o seu diagnóstico preliminar, e como você procederia?

CASO 29

Resposta

1. A anamnese, o formato da curva de fluxo-volume e a redução isolada na VVM devem fazer você pensar "lesão principal nas vias aéreas". Então, uma alça de fluxo-volume deveria ser solicitada, que é mostrada na figura abaixo.

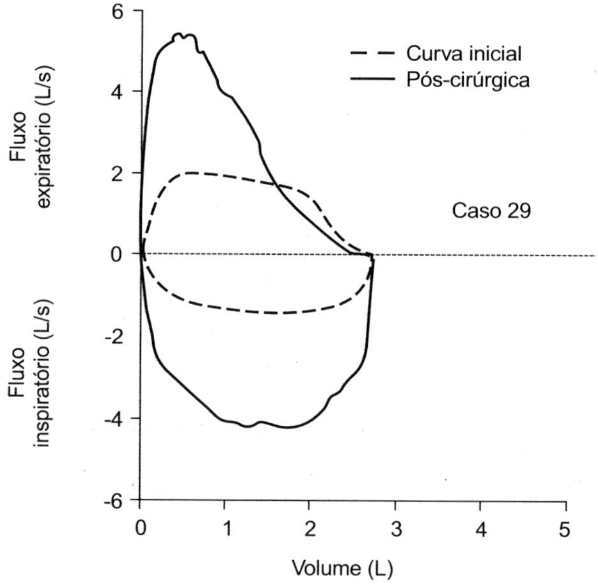

A paciente tinha uma estenose subglótica idiopática que conduzia ao padrão de uma lesão principal das vias aéreas fixa. O estreitamento foi removido, e a alça de fluxo-volume pós-operatória estava normal.

CASO 30

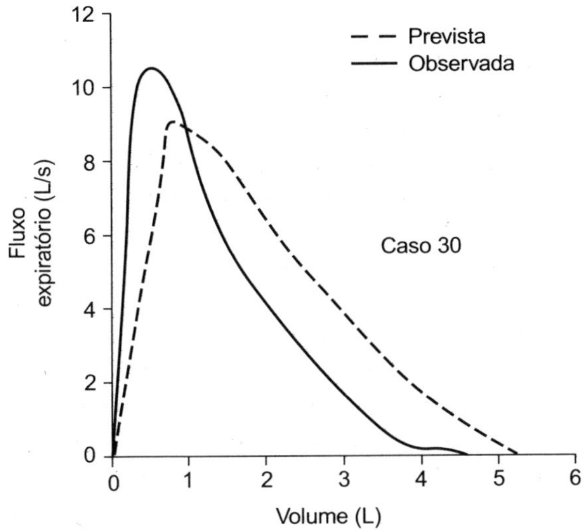

31 anos – H – Peso: 226 libras (103 kg) – Altura 72 polegadas (182 cm)

	Normal	*Observada*	*% prevista*
Espirometria			
CVF (L)	5,23	4,43	85
VEF_1 (L)	4,12	3,48	84
VEF_1/CVF (%)	79	78	
FEF_{25-75} (L/s)	3,6	2,6	73
VVM (L/min)	158	137	87
Volumes			
CPT (L)	7,11	7,38	104
VR/CPT (%)	27	36*	
DL_{CO} (ml/min/mmHg)	33	26	79
Saturação de O_2			
Descanso	96	90*	
Exercício	96	85*	

Perguntas

1. Existe algo nos dados para explicar a dessaturação do paciente?
2. Você pode eliminar algumas dessas possíveis causas?

CASO 30

Respostas

1. Nada nos dados indica a causa da dessaturação da pessoa. O aumento moderado na razão da VR/CPT não é útil.
2. A curva de fluxo-volume mostra limitação ventilatória no limite, porém nada indica a causa do problema. A CPT e a DL_{CO} eliminam efetivamente a doença parenquimal pulmonar. O paciente está ligeiramente acima do peso (IMC é de 31,1 kg/m^2), porém o peso não é grave o suficiente para ocasionar este problema.

O paciente tinha câncer no fígado em estado avançado com pequenos desvios da direita para a esquerda intratorácicos que ocasionavam a dessaturação. O paciente exibia ortodeoxia, isto é, a saturação diminuía quando ele passava de uma posição deitada para uma ereta. Ele submeteu-se a um transplante de fígado, que foi bem-sucedido, e a dessaturação foi abolida.

CASO 31

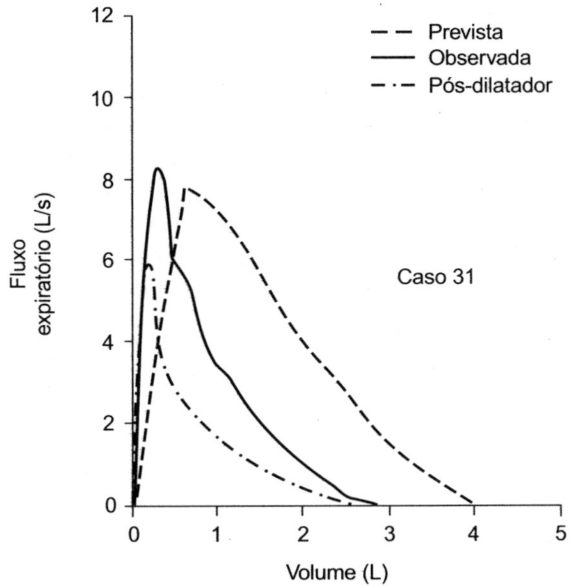

46 anos – H – Peso: 246 libras (112 kg) – Altura 65 polegadas (165 cm)

	Normal	*Observada*	*% prevista*	*Pós-dilatador*
Espirometria				
CVF (L)	4	3,07*	77	2,76
VEF_1 (L)	3,27	2,23*	68	1,68
VEF_1/CVF (%)	82	73		61
$FEF_{25\text{-}75}$ (L/s)	3,3	1,5	46	
VVM (L/min)	145	90*	62	
Volumes				
CPT (L)	5,81	5,5	95	
VR/CPT (%)	31	41*		
DL_{CO} (ml/min/mmHg)	29	33	112	

Pergunta

1. Como você interpretaria estes resultados de teste?

CASO 31

Resposta

1. O primeiro aspecto que você deve observar é que a curva de fluxo-volume do pós-broncodilatador é menor do que a curva do controle. Esta é uma resposta paradoxal ao isoprotenerol (Isuprel) e uma ocorrência bastante rara. Quando o paciente foi testado posteriormente com o albuterol, não houve tal diminuição nos fluxos e algum melhorarmento foi observado na curva. Além disso, a curva de controle mostra limitação ventilatória moderada. A "colherada" que faz a curva de fluxo-volume e a razão de VR/CPT aumentada sugerem um processo de obstrução. O paciente é obeso (o IMC é de 41,1 kg/m^2). Isto pode contribuir para a redução na CVF e no VEF_1.

CASO 32

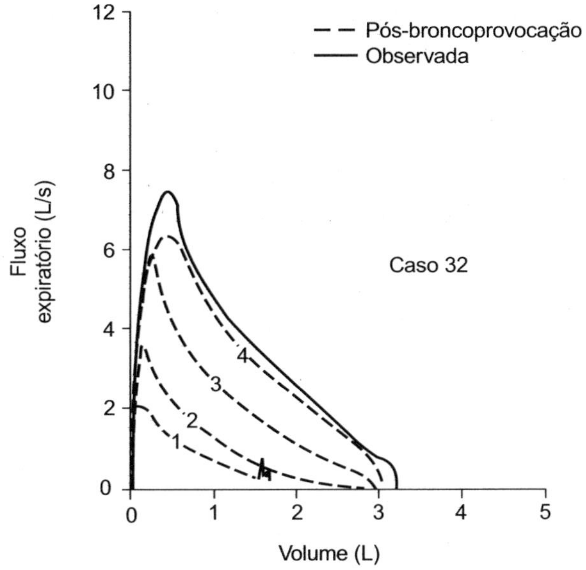

14 anos – M – Peso: 110 libras (50 kg) – Altura 64 polegadas (162 cm)

	Normal	*Observada*	*% prevista*
Espirometria			
CVF (L)	3,28	3,28	100
VEF_1 (L)	2,9	2,93	101
VEF_1/CVF (%)	88	89	
FEF_{25-75} (L/s)	3,5	3,1	88
VVM (L/min)	116	117	101
Volumes			
CPT (L)	4,5	4,3	96
VR/CPT (%)	19	21	
DL_{CO} (ml/min/mmHg)	23	23	100

Comentários

Os dados de base estão todos normais. Devido ao histórico da paciente de respiração ruidosa intermitente e brevidade de respiração, um teste broncoprovocação à metacolina foi executado. A paciente inalou cinco respirações de metacolina, e o seu fluxo prontamente diminuiu (curva 1), e o VEF_1 diminuiu em 62%. As CVFs repetidas foram obtidas, o broncospasmo diminuiu progressivamente, e finalmente o FEV_1 foi reduzido para apenas 14%, o que é geralmente considerado um resultado de teste negativo. Contudo, nesta situação, parece claro que a paciente possuía vias aéreas hiper-reativas. Neste caso, o simples esforço de inalar para a CPT diminuiu o grau de broncoconstrição, um acontecimento relativamente incomum.

Observe também a porção terminal da curva de fluxo-volume. A aproximadamente 3,2 L de volume expirado, o fluxo diminui acentuadamente para zero. Como mostrado na Figura 2-6*E* (página 16), tal curva pode ser uma variante normal, como neste caso. Com a broncoconstrição, esta característica fica perdida, porém é observada novamente à medida que a broncoconstrição acalma-se (ver determinantes de VR, página 30 e a segunda dica, página 39).

CASO 33

36 anos – M – Peso: 211 libras (95,5 kg) – Altura 63 polegadas (160 cm)

	Normal	*Observada*	*% prevista*
Espirometria			
CVF (L)	3,57	1,90*	53
VEF_1 (L)	3,02	0,72*	24
VEF_1/CVF (%)	85	38*	
FEF_{25-75} (L/s)	3,1	0,8*	26
VVM (L/min)	100	58*	58
Volumes			
CPT (L)	5,20	4,91	94
RV/CPT (%)	30	61*	
DL_{CO} (ml/min/mmHg)	24	11*	46

Comentários e Perguntas

Esta mulher de 36 anos de idade tinha observado brevidade de respiração progressiva durante os últimos seis anos. Ela era uma não-fumante e não tinha nenhum histórico de asma ou um histórico familiar de doença pulmonar. A radiografia de tórax revelou infiltrações intersticiais difusas. Não houve nenhuma resposta à broncoprovocação.

1. Qual é a sua impressão baseado nos dados acima?
2. Existem aspectos dos dados que são incomuns?
3. Existem testes adicionais que podem ser informativos?

CASO 33

Respostas

1. Este é um caso enigmático. Existe uma obstrução refletida no contorno da curva de fluxo-volume e o VEF_1, FEF_{25-75}, e VEF_1/CVF muito baixos e o VR/CPT aumentado. A CPT não está aumentada, o que é incomum com este grau de obstrução. A DL_{CO} baixa e a radiografia torácica sugerem um possível componente restritivo.
2. O teste da mecânica pulmonar foi executado. A resistência foi aumentada ao triplo, ao passo que a CL_{stat} foi reduzida em 56% do previsto e a CL_{dyn} para 30% do previsto. Os dados do gráfico enfatizam a falta de hiperinsuflação, os fluxos expiratórios máximos baixos, e a curva de retração pulmonar relativamente normal. A curva de recolhimento estático do fluxo máximo (REFM) resultante é consistente com a doença das vias aéreas extensiva.

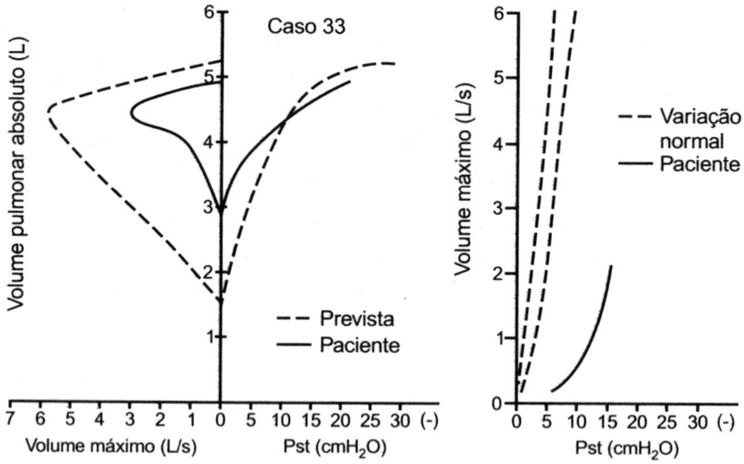

3. Uma biópsia pulmonar auxiliou com o diagnóstico de linfangioleiomiomatose. Neste caso, apesar da obstrução grave, não houve nenhum aumento na CPT e na CL_{stat}, uma situação muito incomum, que muitas vezes ocorre nesta doença (ver página 113, e caso 17, página 176).

CASO 34

62 anos – M – Peso: 90 libras (40 kg) – Altura 63 polegadas (160 cm)

	Normal	*Observada*	*% prevista*	*Pós-dilatador*
Espirometria				
CVF (L)	2,6	1,95*	75	1,95
VEF_1 (L)	1,9	0,35*	18	0,35
VEF_1/CVF (%)	74	18*		
$FEF_{25\text{-}75}$ (L/s)	2,9	0,3*	10	
VVM (L/min)	62	16*	25	
Volumes				
CPT (L)	4,6	5,5	120	
RV/CPT (%)	43	66*	153	
DL_{CO} (ml/min/mmHg)	22	8*	36	

Comentários e Perguntas

Esta mulher de 62 anos de idade queixava-se de perda de peso, sangramento no reto, nervosismo e alguma brevidade na respiração com o esforço. Ela observou dispnéia após contrair a gripe de Hong-Kong. Ela nunca fumou na vida e não tinha nenhum histórico familiar de doença respiratória. A radiografia de tórax revelou modificações císticas em ambas as bases. A CPT medida com a técnica de lavagem de nitrogênio foi 1 litro menor do que aquela com a CPT pletismográfica registrada aqui.

1. Como você descreveria os dados do teste?
2. Existem quaisquer testes adicionais que você solicitaria?

CASO 34

Respostas

1. Os resultados do teste são consistentes com obstrução grave das vias aéreas, com hiperinsuflação, ainda que a dispnéia não seja uma reclamação maior. A radiografia de tórax e a capacidade de difusão baixa sugerem a presença de enfisema.

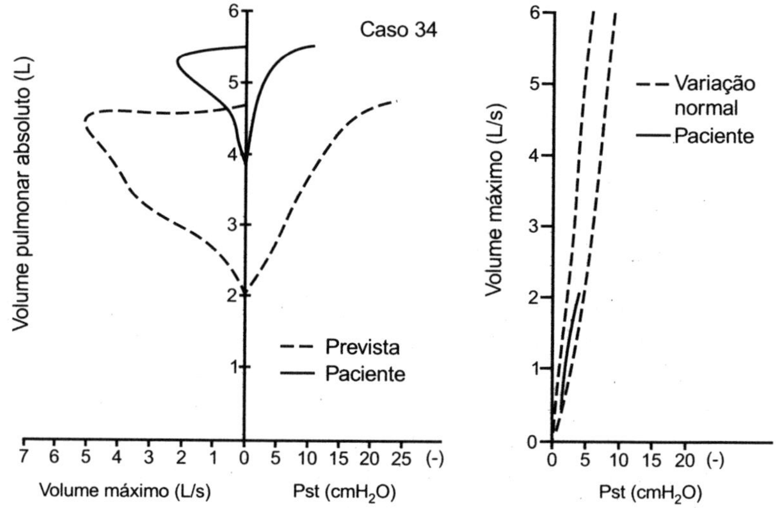

2. Um teste para deficiência de α-antitripsina revelou que ela era homozigoto para o gene Z. Estudos de mecânicas especiais foram solicitados. Observe a perda grave de retração pulmonar e hiperinsuflação. A curva de REFM situa-se em uma faixa normal, consistente com a condição sendo enfisema puro. A CL_{stat} foi aumentada (0,389 L/cmH_2O), enquanto a DL_{dyn} estava baixa (0,132 L/cmH_2O) (ver seção 7B, página 79). A resistência foi aumentada em 6,2 cmH_2O/L/s.

CASO 35

56 anos – H – Peso: 162 libras (73,6 kg) – Altura 66 polegadas (168 cm)

	Normal	*Observada*	*% prevista*	*Pós-dilatador*
Espirometria				
CVF (L)	3,3	4,67	141	4,67
VEF_1 (L)	2,4	1,72*	72	2,02
VEF_1/CVF (%)	73	37*		
FEF_{25-75} (L/s)	3,4	0,7*	21	
VVM (L/min)	103	79*	79	
Volumes				
CPT (L)	5,7	8,1*	142	
VR/CPT (%)	42	42	101	
DL_{CO} (ml/min/mmHg)	27	26	96	

Comentários e Perguntas

Este homem de 56 anos de idade tinha um histórico de quatro anos de dispnéia progressiva ao esforçar-se. Ele reportou uma tosse matinal produtiva e respiração ruidosa ocasional. Ele tinha um histórico de consumir 30 maços de cigarro por ano. Ruídos inspiratórios e expiratórios grosseiros e roncos eram ouvidos. A radiografia de tórax era normal. Testes de gases sanguíneos arteriais em repouso mostraram uma saturação de O_2 de 93%, PaO_2 de 64 mmHg, $PaCO_2$ de 33 mmHg e pH de 7,52.

1. Como você classificaria estes dados?
2. Existem outras preocupações que você tenha sobre estes dados?
3. Existem outros dados que você gostaria de ter?

CASO 35

Respostas

1. Existe um grau de brando a moderado de obstrução das vias aéreas com uma boa resposta de VEF_1 (17%) à broncoprovocação. A DL_{CO} normal não é compatível com o grau extensivo do enfisema.
2. Observe que o paciente estava hiperventilado ($PaCO_2$ baixa e pH aumentado) quando a amostra arterial foi desenhada.
3. Para eliminar o enfisema, um estudo de mecânica foi realizado (ver abaixo). Observe que apesar da hiperinsuflação, o recolhimento pulmonar é normal e a curva de REFM está à direita do limite normal, indicando que a doença nas vias aéreas (bronquite crônica) era a causa dos fluxos expiratórios baixos. A resistência pulmonar estava alta (5,0 $cmH_2O/L/s$), a CL_{stat} era normal (0,250 L/cmH_2O), e a CL_{dyn} estava baixa (0,133 L/cmH_2O).

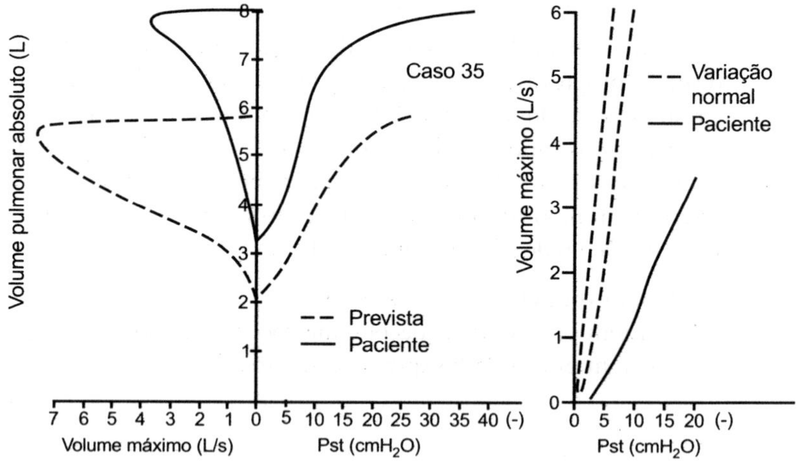

CASO 36

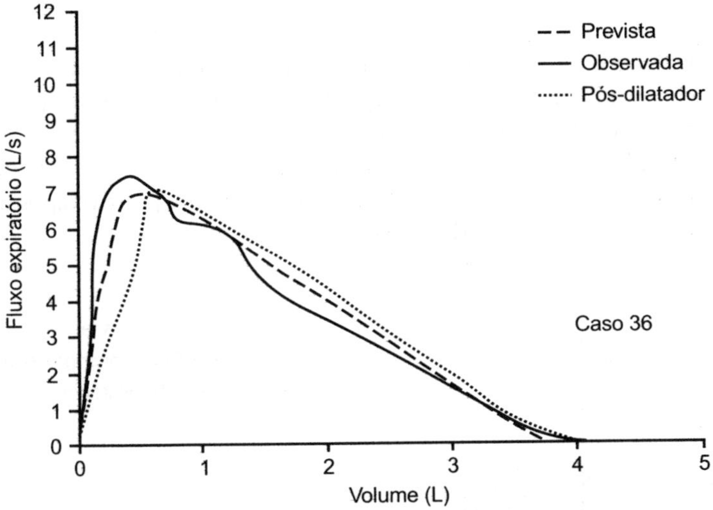

18 anos – M – Peso: 126 libras (57 kg) – Altura 64 polegadas (162 cm)

	Normal	*Observada*	*% prevista*	*Pós-dilatador*
Espirometria				
CVF (L)	3,59	4,06	113	4,06
VEF_1 (L)	3,26	3,40	104	3,51
VEF_1/CVF (%)	90,8	80	93	
$FEF_{25\text{-}75}$ (L/s)	4	3,6	88	
VVM (L/min)	131	127	97	
Volumes				
CPT (L)	4,57	4,94	108	
VR/CPT (%)	19,4	17		
DL_{CO} (ml/min/mmHg)	24	30	123	

Perguntas

1. Qual é a sua interpretação?
2. A paciente possui um histórico de frios com alguma respiração ruidosa. Há algo mais que deve ser feito?

CASO 36

Respostas

1. O teste é normal. Observe a DL_{CO} normal alta e o nivelamento da porção terminal da curva de fluxo-volume controlada. Estes podem ser sinais sutis de asma subjacente.
2. Devido à anamnese, você provavelmente solicitaria um teste de broncoprovocação à metacolina. O teste foi fortemente positivo após uma respiração de 25 mg/mL de metacolina.

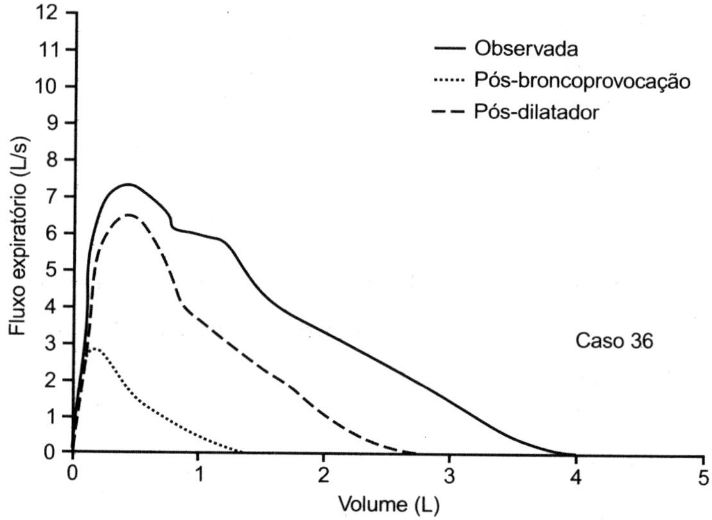

Este caso ilustra a importância de se levar em consideração a reatividade das vias aéreas na ocasião do teste. Quando o primeiro teste foi realizado, as vias aéreas estavam completamente dilatadas e não havia resposta para a broncoprovocação. Conseqüentemente, a metacolina era necessária para confirmar o diagnóstico. Em algumas situações, as vias aéreas podem estar constrangidas então essa metacolina não terá efeito algum, porém o broncodilatador sim. Neste caso, a razão de VEF_1/CVF controlada foi de 80% durante os 67% de redução no VEF_1 a razão foi de 76% e foi de 81% na curva do pós-broncodilatador. Isto mostra que a razão nem sempre detecta a obstrução das vias aéreas.

CASO 37

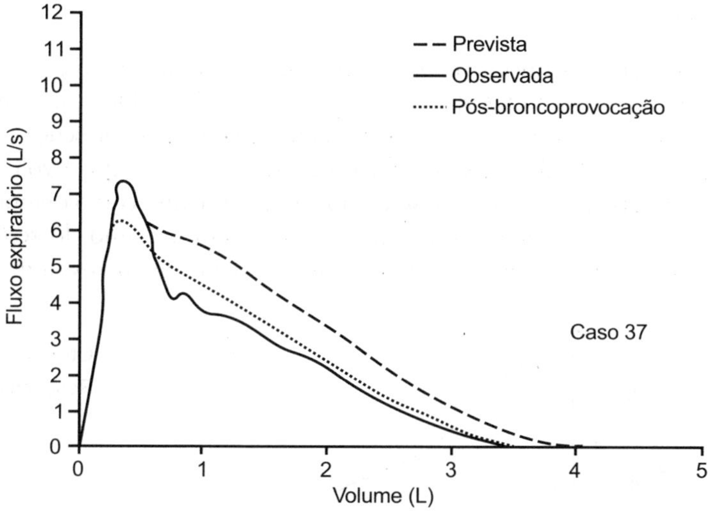

45 anos – M – Peso: 265 libras (119 kg) – Altura 65,8 polegadas (167 cm)

	Normal	*Observada*	*% prevista*	*Pós-bronco-provocação*
Espirometria				
CVF (L)	3,68	3,66	100	
VEF_1 (L)	3,01	2,83	94	–14
VEF_1/CVF (%)	82	77		
FEF_{25-75} (L/s)	2,8	2,4	87	
VVM (L/min)	110	100	92	
DL_{CO} (ml/min/mmHg)	24	31	129	

Comentários e Perguntas

Esta enfermeira de 45 anos de idade recebia tratamento contra a hipertensão e queixava-se de tosse e respiração ruidosa ao esforçar-se. O exame físico estava dentro da normalidade com exceção da pressão sanguínea elevada (160/96 mmHg). Suas medicações para hipertensão não eram a causa da tosse. O estudo de broncoprovocação com a metacolina foi negativa.

1. O que os dados acima podem ajudar?
2. Você solicitaria exames adicionais?

CASO 37

Respostas

1. A paciente é obesa com uma razão de peso/altura de 0,72 e um IMC de 42,7 kg/m². A obesidade provavelmente explica a DL_{CO} aumentada porque a broncoprovocação resultou em negativo para presença de asma.
2. Um estudo de exercícios foi solicitado e alças de fluxo-volume foram obtidas. Tanto em repouso como em movimento, como demonstrado abaixo, a paciente respirou um volume bem próximo do residual e na extremidade expiratória de sua curva máxima de fluxo-volume.

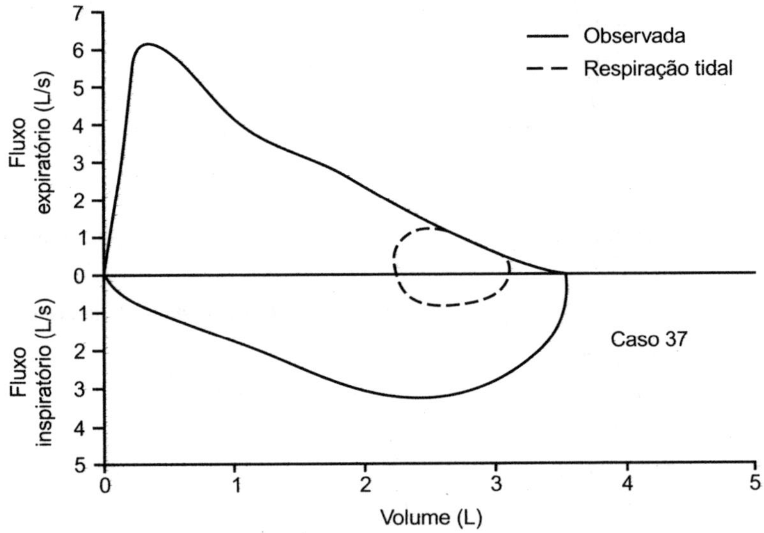

A respiração na curva de fluxo-volume ocorre freqüentemente em pessoas obesas e produz ruídos expiratórios em razão da compressão das vias aéreas. Tente respirar próximo do volume residual e você também irá provavelmente respirar ruidosamente. Nós chamamos isto de "pseudo-asma", e ela está quase sempre associada à obesidade e a muitas viagens à sala de emergência.

CASO 38

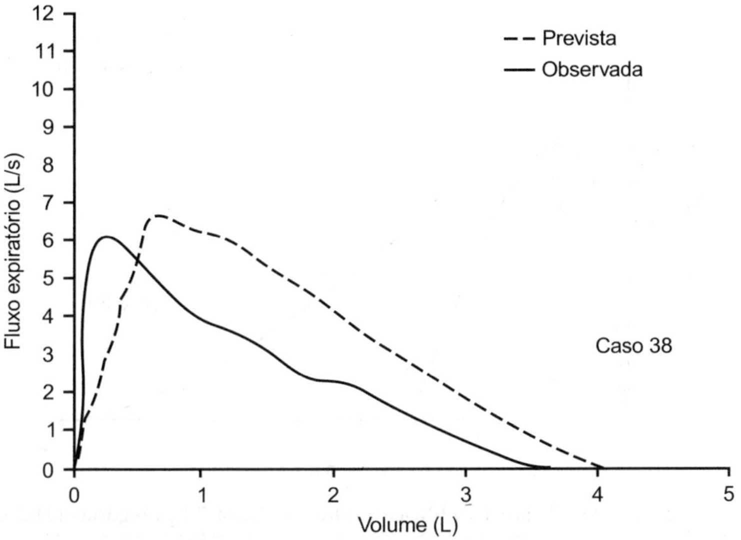

43 anos – M – Peso: 131 libras (59 kg) – Altura 68 polegadas (173 cm)

Espirometria	*Normal*	*Observada*	*% prevista*	*Pós-desafio*
CVF (L)	3,93	3,81	97	2,97
VEF_1 (L)	3,18	2,80	88	2,18*
VEF_1/CVF (%)	81	73		
FEF_{25-75} (L/s)	2,8	2,1	75	
VVM (L/min)	114	99	87	

Comentários

Os valores observados estão todos dentro dos limites normais. Contudo, a inclinação da curva de fluxo-volume está reduzida para 1,44 L/s/L, enquanto que ela deve ser de 2,0 ou mais (seção 2F, página 13). Devido a esta descoberta e a um histórico de episódios de bronquite com dispnéia moderada, uma broncoprovocação à metacolina foi realizada. Houve uma diminuição de 22% na VEF_1 após apenas três respirações de metacolina (seção 5F, página 57).Uma inclinação reduzida da curva de fluxo-volume pode significar doença nas vias aéreas, neste caso asma (ver caso 16, página 175).

CASO 39

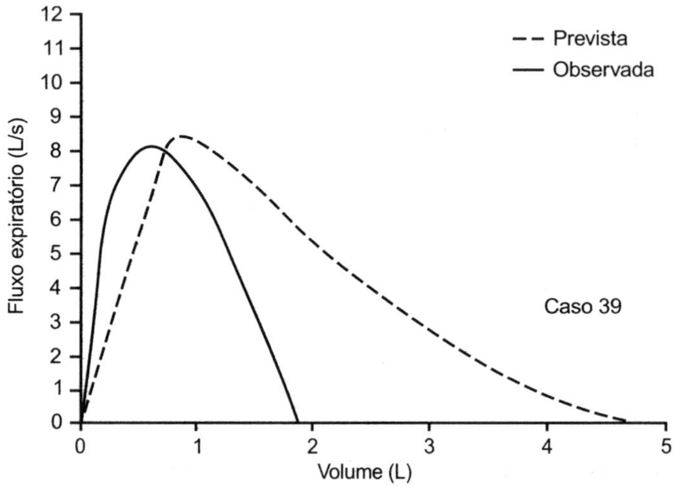

77 anos – H – Peso: 150 libras (68 kg) – Altura 72 polegadas (182 cm)

	Normal	*Observada*	*% prevista*
Espirometria			
CVF (L)	4,72	1,83*	39
VEF_1 (L)	3,53	1,83*	52
VEF_1/CVF (%)	75	99,7	
FEF_{25-75} (L/s)	2,8	6,1	216
VVM (L/min)	126	93*	74
Volumes			
CPT (L)	7,16	4,75*	66
RV/CPT (%)	34	61*	179
DL_{CO} (mL/min/mmHg)	25	15*	59

Comentários

Não havia resposta à broncoprovocação. A saturação de oxigênio estava normal no repouso e no exercício. O formato da curva de fluxo-volume, a CPT e a DL_{CO} reduzidas, e a razão de VEF_1/CVF alta é toda consistente com um processo restritivo parenquimal tal como a fibrose. Contudo, o resultado de oximetria normal não é compatível com isto. O paciente tem insuficiência cardíaca congestiva com efusões pleurais bilaterais. Fibrose basilar foi observada. A insuficiência cardíaca congestiva pode imitar a fibrose pulmonar. Contraste este caso com o caso 18, página 179, que tem uma sugestão de obstrução. Deste modo, a insuficiência cardíaca congestiva pode apresentar-se com ambos os padrões, restritivo ou obstrutivo.

CASO 40

O monitoramento anual da função pulmonar pode identificar pessoas com declínio acelerado devido ao tabagismo, exposições ocupacionais, ou a outras causas. Esta pessoa possui função pulmonar normal, que é estável durante os nove anos de ocupação. O índice estimado do declínio no VEF_1 é de -17 mL por ano, que é normal.

Case 40

Idade: 41 anos

Data	CVF	VEF_1	FEF máx	QC fluxo	QC volume
04/06/1991	4,50	3,70	12,3	A	A
26/06/1991	4,42	3,63	11,7	B	A
26/03/1992	4,26	3,51	10,7	B	A
28/10/1992	4,22	3,48	11,8	A	A
02/09/1993	4,42	3,47	12,4	A	A
12/04/1994	4,64	3,66	10,9	A	A
14/03/1995	4,44	3,43	11,1	A	A
13/03/1996	4,52	3,51	12,3	C	A
19/02/1997	4,71	3,57	12,6	A	A
10/03/1998	4,76	3,70	15,8	A	A
24/03/1999	4,39	3,37	11,2	B	A
29/02/2000	4,40	3,38	10,9	C	A

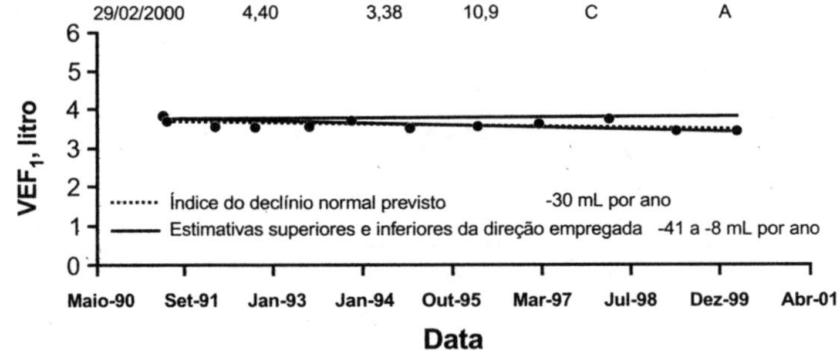

Este é um registro verdadeiro da direção com dados provenientes de classificações de testes individuais para a qualidade da manobra.

CASO 41

Esta pessoa, um fumante colocado em um programa de proteção respiratória, tinha tido um rápido declínio na função pulmonar durante oito anos. A obstrução moderada tinha se desenvolvido, e é provável que ele esteja incapacitado antes da aposentadoria a menos que medidas preventivas apropriadas sejam tomadas. O índice estimado de declínio do VEF_1 é de –138 mL por ano.

Caso 41

Idade: 44 anos

Data	CFV	VEF_1	FEF máx	QC fluxo	QC volume
16/12/1991	3,54	3,07	13,3	A	A
19/11/1992	3,62	3,16	13,0	A	A
14/04/1994	3,42	2,86	12,4	C	B
22/07/1996	3,35	2,81	13,7	C	C
22/08/1997	2,50	2,26	10,9	A	A
14/09/1998	2,59	2,39	13,6	B	B
29/02/2000	2,10	1,95	11,4	C	C

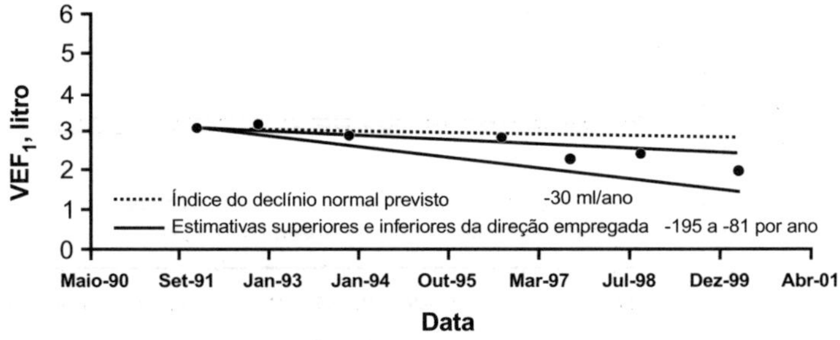

CASO 42

O monitoramento mais freqüente pode ser necessário para pessoas com função pulmonar instável, tais como aquelas com asma, e para pessoas com lesão pulmonar ou com pulmão transplantado. Esta direção mostra o melhoramento gradual na função pulmonar de um funcionário de uma fábrica de químicas que foi exposto ao cloro em um acidente industrial. A função pulmonar melhorou rapidamente durante o primeiro mês após sua doença, por conseguinte muito lentamente durante os cinco anos posteriores.

Caso 42

Idade: 41 anos
Altura: 172,7 cm
Peso: 119 Kg

Date	CFV	VEF_1	VEF_1 CVF	FEF 25-75	PEF	QC fluxo	QC volume
07/04/98	3,78	2,94	78%	2,44	13,1	A	A
19/02/98	3,51	2,73	78%	2,24	12,0	A	A
07/05/98	3,56	2,65	74%	1,93	11,9	A	A
04/10/98	3,47	2,56	74%	1,80	12,2	A	A
23/02/98	3,47	2,62	76%	2,08	10,8	B	A
30/11/98	3,44	2,61	76%	2,07	9,9	A	A
01/09/98	3,30	2,60	79%	2,25	11,4	A	A
14/07/98	3,27	2,53	77%	2,13	10,2	A	A
23/06/98	3,32	2,58	76%	2,16	11,1	A	A
26/05/98	2,96	2,29	77%	1,93	9,9	A	A
12/05/98	2,94	2,27	77%	1,84	10,7	A	A
28/04/98	2,72	2,06	76%	1,63	8,7	C	C
07/04/98	1,67	1,27	76%	0,97	5,9	B	B
31/03/98	1,87	1,48	79%	1,34	6,7	A	A
26/01/98	3,66	2,89	79%	2,61	9,9	B	A
15/11/98	3,78	3,02	80%	2,84	10,5	C	C
21/12/98	3,90	3,09	79%	2,79	10,5	A	A

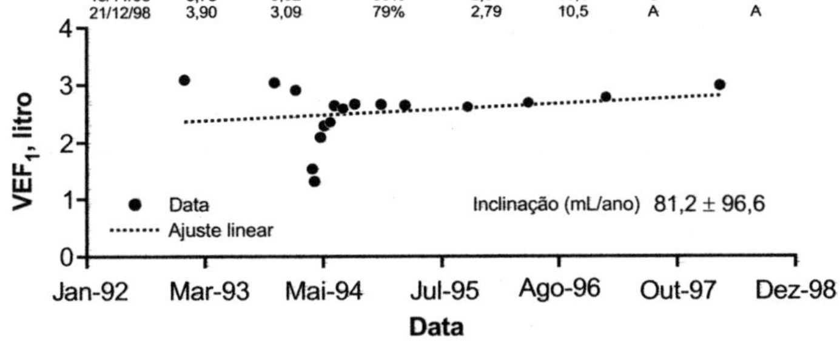

CASO 43

Esta direção de um paciente que tinha sofrido transplante pulmonar mostra o melhoramento gradual durante dois meses, então um episódio de rejeição, que foi tratado com sucesso sete meses após o transplante. Os valores indicados por um "X" foram apagados da análise porque eles eram "estranhos", ocasionados por um elemento de fluxo úmido.

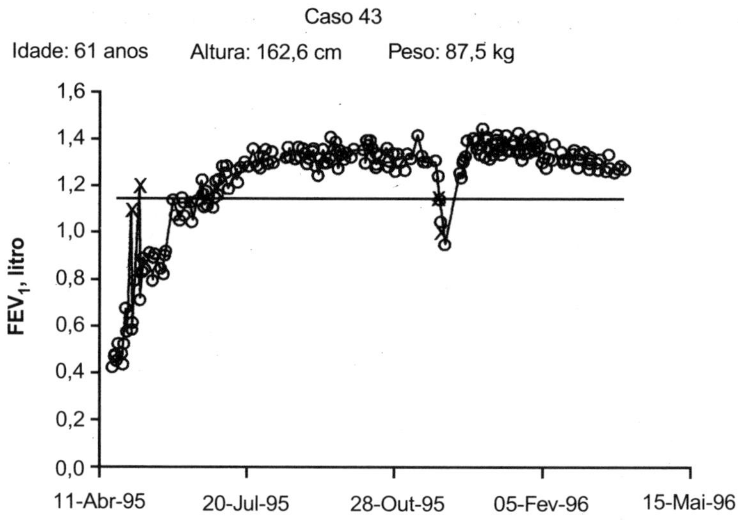

CASO 44

Esta direção mostra o declínio progressivo na função de um paciente com bronquiolite obliterativa após um transplante de pulmão.

Caso 44

Idade: 60 anos Altura: 170,7 cm Peso: 60,3 kg

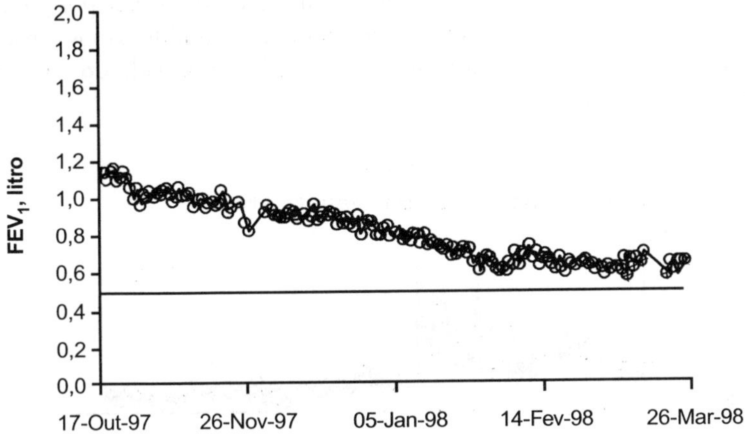

CASO 45

Esta direção é altamente variável com "pontadas" freqüentes demonstrando aumentos artificiais na VEF_1. Estes aumentos eram devidos à utilização pelo paciente de um sensor de fluxo com espirômetro úmido. A umidade aumenta o fluxo de resistência do elemento, proporcionando um aumento na pressão de empuxe e ocasionando uma superestimação de sua VEF_1. Os valores indicados através de um "X" foram apagados da análise porque eles eram "estranhos" ocasionados pelo elemento de fluxo úmido. Após o paciente ser instruído novamente com relação ao cuidado apropriado do espirômetro, o artefato foi eliminado.

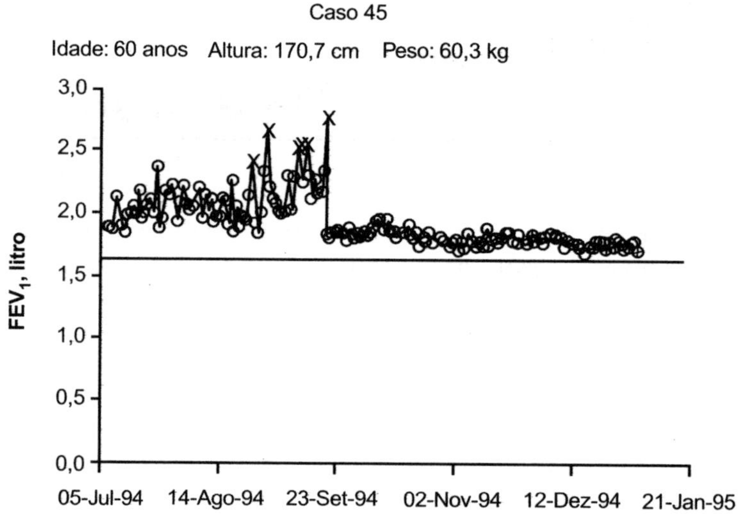

TIPOS DE CASOS

Caso	*Condição*	*Página nº*
1	Enfisema clássico	144
2	Variante normal da curva de fluxo-volume em um não-fumante	147
3	Obesidade e asma com padrão não-específico	149
4	Lesão superior fixa nas vias aéreas: granulomatose de Wegener	151
5	Efeito do esforço variável na curva de fluxo-volume	153
6	Padrão não-específico com resultado positivo do teste de broncoprovocação à metacolina	155
7	Padrão não-específico com teste de broncoprovocação à metacolina positiva	157
8	Lesão das vias aéreas superior intratorácica variável com capacidade vital inspiratória lenta muito maior do que a CVF	159
9	Bronquite crônica clássica	161
10	Fibrose pulmonar clássica	163
11	Paralisia quase completa do diafragma	165
12	D_{LCO} reduzida devido ao escleroderma	167
13	Escoliose – prenúncio com a utilização de uma junta de braço ao invés de altura	69
14	Asma oculta com padrão não-específico	171
15	Obesidade com pouco efeito sobre a curva de fluxo-volume	173
16	Teste de broncoprovocação à metacolina acentuadamente positiva	175
17	Obstrução grave na linfangioleiomiomatose	176
18	Insuficiência cardíaca congestiva – padrão de obstrução	179
19	Asma oculta não coberta pela broncoprovocação	181
20	Doença pulmonar obstrutiva crônica grave com D_{LCO} com ângulo reduzido	183

(Continua)

Caso	*Condição*	*Página nº*
21	Lesão superior nas vias aéreas – extratorácica variável	185
22	Padrão obstrutivo–restritivo após a pneumonectomia	187
23	Fraqueza muscular respiratória	189
24	Obesidade, maciça	191
25	Broncospasmo induzido pela CVF	193
26	DL_{CO} reduzida isolada	194
27	DL_{CO} aumentada devido ao desvio da esquerda para a direita	197
28	Esclerose lateral amiotrófica grave	199
29	Lesão superior fixa das vias aéreas	201
30	Dessaturação devido à doença no fígado	203
31	Resposta paradoxal ao isoproterenol	205
32	Curva de fluxo-volume variável durante o teste de broncoprovocação à metacolina	207
33	Linfagioleiomiomatose	209
34	Enfisema, deficiência de α-antitripsina	211
35	Bronquite crônica	213
36	Asma	215
37	Pseudo-asma devido à obesidade	217
38	Asma	219
39	Insuficiência cardíaca congestiva-padrão restritivo	220
40	Declínio anual normal	221
41	Declínio acelerado	222
42	Lesão aguda, recuperação	223
43	Transplante de pulmão, episódio de rejeição	224
44	Transplante de pulmão, bronquiolite obliterativa	225
45	"Pontadas" artificiais	226

APÊNDICE

Valores normais são utilizados neste texto para construir curvas de fluxo-volume normais previstas.

As curvas de fluxo-volume são previstas sobre a base dos quatro pontos de fluxo previstos e a capacidade vital expiratória forçada prevista (CVF). O valor para o pico de fluxo expiratório (PFE) é representado após 12,5% de CVF prevista ter sido expirado e inserido ao volume expirado zero fluxo-zero apontado por uma linha reta. Depois, os fluxos previstos após 25, 50 e 75% de a CVF prevista terem sido expirado estão representados em seus volumes apropriados. O PFE, FEF_{25}, FEF_{50}, e FEF_{75} estão inseridos através de linhas retas. A FEF_{75} está também inserida ao ponto do volume a 100% da CVF prevista na qual o fluxo é zero.

As equações listadas na página seguinte são utilizadas para prever os valores médios dos vários fluxos e da capacidade vital expiratória forçada (CVF). A idade (A) está em anos, e a altura ereta (H) está em centímetros ou metros (H/100).

TABELA A-1. Equações para prever a CVF e os vários fluxos

	Idade (anos)	*Sexo masculino*	*Idade (anos)*	*Sexo feminino*
CVF	5-11	$4,4 \times 10^{-6} \times H^{2,67}$	5-10	$3,3 \times 10^{-6} \times H^{2,72}$
	12-19	$0,0590 \times H + 0,0739 \times A - 6,89$	11-19	$0,0416 \times H + 0,0699 \times A - 4,45$
	20+	$0,0774 \times H - 0,0212 \times A - 7,75$	20+	$0,0414 \times H - 0,0232 \times A - 2,198$
PFE	5-11	$2,12 \times (H \times 100)^{2,79}$	5-10	$2,36 \times (H/100)^{2,37}$
	12-19	$0,078 \times H + 0,166 \times A - 8,06$	11-19	$0,049 \times H + 0,157 \times A - 3,92$
	20+	$0,094 \times H - 0,035 \times A - 5,99$	20+	$0,049 \times H - 0,025 \times A - 0,74$
FEF_{25}	5-11	$0,078 \times H - 6,82$	5-10	$0,064 \times H - 5,19$
	12-19	$0,070 \times H + 0,147 \times A - 7,05$	11-19	$0,044 \times H + 0,144 \times A - 3,37$
	20+	$0,088 \times H - 0,035 \times A - 5,62$	20+	$0,043 \times H - 0,025 \times A - 0,13$
FEF_{50}	5-11	$0,05 \times H - 4,58$	5-10	$0,045 \times H - 3,37$
	12-19	$0,0543 \times H + 0,1150 \times A - 6,39$	11-19	$0,0288 \times H + 0,1111 \times A - 2,30$
	20+	$0,0684 \times H - 0,0366 \times A - 5,54$	20-69	$0,0321 \times H - 0,0240 \times A - 0,44$
			70+	$0,0118 \times H - 0,0755 \times A + 6,24$
FEF_{75}	5-11	$0,028 \times H - 2,31$	5-10	$0,025 \times H - 1,86$
	12-19	$0,0397 \times H - 0,0057 \times A - 4,24$	11-19	$0,0243 \times H + 0,2923 \times A - 0,0075 \times A^2 - 4,4$
	20+	$0,0310 \times H - 0,0230 \times A - 2,48$	20-69	$0,0174 \times H - 0,0254 \times A - 0,18$
			70+	$-0,0172 \times A + 1,89$

A

B

C

D

E

N

O

P

R

W